오늘은
좀 쉬겠습니다
: 매일의 피로를 풀어주는 책

SELF CARE BOOK——365日やさしい疲れのとり方
(SELF CARE BOOK : 6169-3)
© 2019 Shoeisha Co.,Ltd.
Original Japanese edition published by SHOEISHA Co.,Ltd.

Korean translation rights arranged with SHOEISHA Co.,Ltd.
in care of HonnoKizuna, Inc. through KOREA COPYRIGHT CENTER
Korean translation copyright © 2020 by Three Wishes, Inc.

오늘은 좀 쉬겠습니다
: 매일의 피로를 풀어주는 책

1판 1쇄 발행 2021년 1월 11일
1판 2쇄 발행 2021년 5월 28일

감수 고이케 히로토
옮긴이 전지혜

발행인 박주란
디자인 임현주

등록 2019년 7월 16일(제406-2019-000079호)
주소 경기도 파주시 문발로 197 1층 102호
연락처 070-8957-7076 / sowonbook@naver.com

ISBN 979-11-969331-8-0 13510

오늘은
좀 쉬겠습니다

: 매일의 피로를 풀어주는 책

고이케 히로토 | 전지혜 옮김
일러스트 아사노 페코

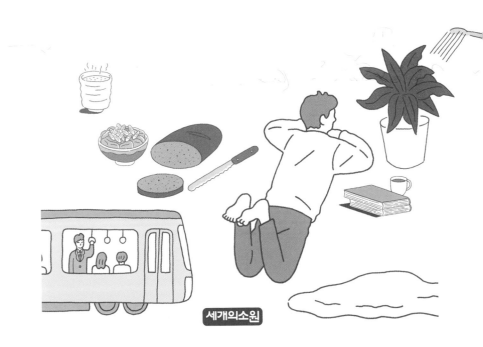

세개의소원

집안일과 업무, 육아, 인간관계까지······.
매일매일 매 순간순간 애쓰고 있는 당신에게.

집에 돌아와서 느긋하게 시간을 보냈는데도
다음 날 아침이면 몸이 무겁고 전혀 쉰 것 같지 않을 때,
피로가 풀리지 않을 때가 있지 않나요?

쉬고 싶어도 쉴 시간이 없는 바쁜 사람도
아주 작은 요령만 알면 간단하게 몸과 마음을 위로하고
피로를 풀 수 있습니다.

이 책은 몸과 마음이 편안해지는 그림과 함께
일상생활 속에서 간단하게 따라 할 수 있는
피로 해소 요령을 소개합니다.
반드시 당신에게 딱 맞는 방법을 찾을 수 있을 겁니다.

잠시 스마트폰을 내려놓고 이 책과 함께
몸과 마음의 휴식을 가져보세요.

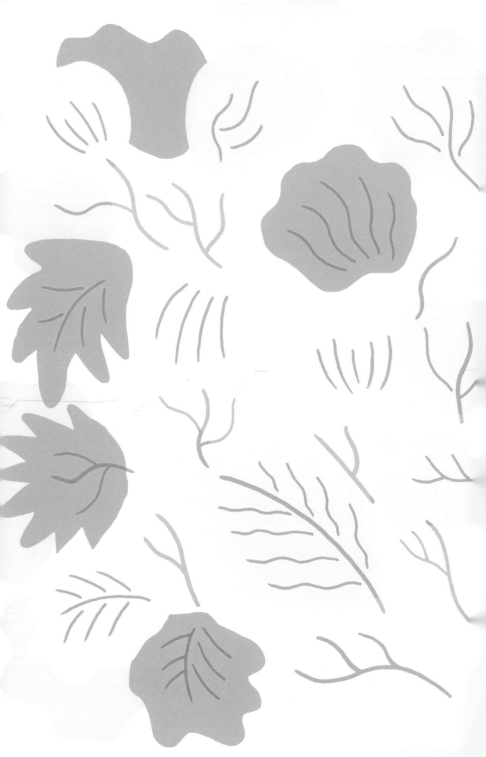

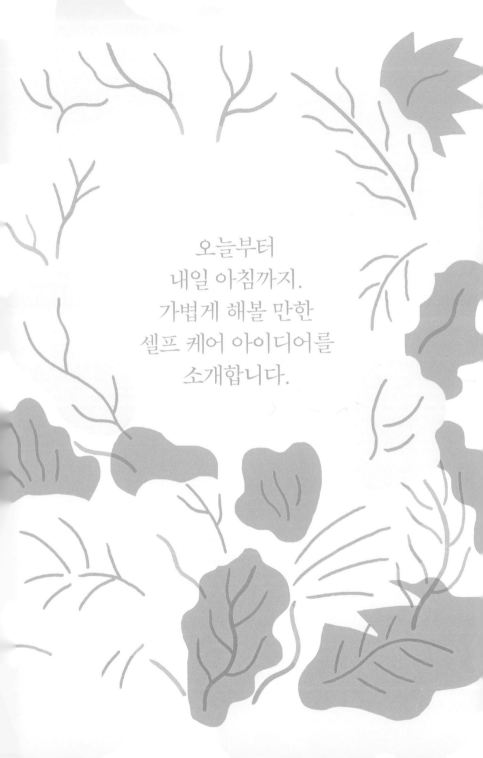

오늘부터
내일 아침까지.
가볍게 해볼 만한
셀프 케어 아이디어를
소개합니다.

차례

Level 2 녹초가 된 오늘

Level 3 매일 계속되는 피곤한 날들

아이콘

피로를 네 단계로 나누고, 각 단계에는 장르별 아이콘을 붙였습니다. 원하는 방식의 아이디어를 찾는 데 도움이 될것입니다. 책의 마지막에는 장르별 색인을 실었습니다.

몸

몸의 결림이나 통증을 관리하는 법

마음

스트레스 해소나 가라앉은 기분을 위로하는 법

식생활

피로를 풀고, 몸과 마음에 부담을 주지 않는 식사 비결

환경

몸과 마음에 안정을 주는 소지품의 선택 등 주변을 정리하는 법

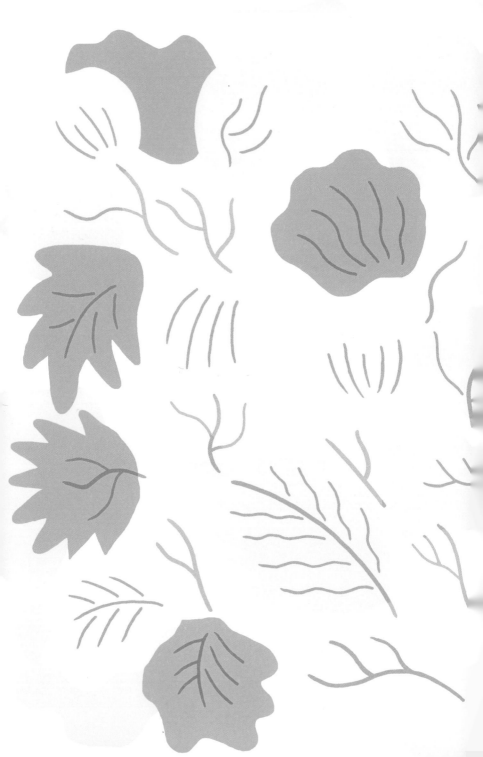

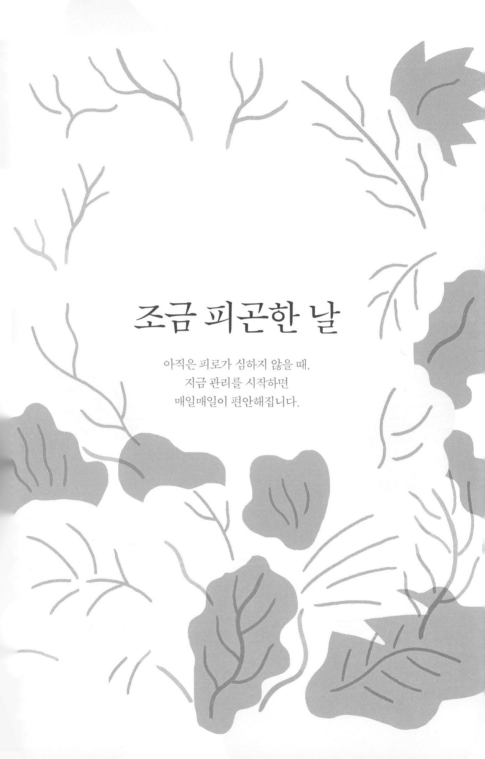

조금 피곤한 날

아직은 피로가 심하지 않을 때.
지금 관리를 시작하면
매일매일이 편안해집니다.

01 | 자기 전에
스트레칭한다

오늘 하루도 수고했어요.
잠자리에 들기 전 가볍게 몸을
움직여보면 어떨까요?

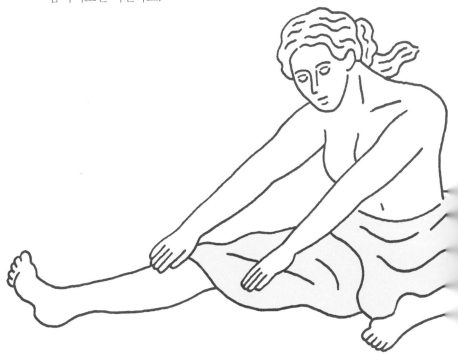

집에서 간단하게 할 수 있는 스트레칭은 몸의 유연성을 높여주고, 자율신경의 활동을 활발하게 해 진정 효과를 얻을 수 있습니다.

위를 보고 누워 숨을 들이마시면서 팔을 천천히 머리 쪽으로 올려 당기고, 숨을 내뱉으면서 원래대로 돌아옵니다. 목을 무리하지 않은 선에서 좌우로 움직이거나, 손가락과 발가락을 꽉 쥐었다 펴보세요.

시원할 정도의 스트레칭으로 부교감신경*을 서서히 활성화시켜서 깊은 잠을 잘 수 있는 분위기와 자세를 만들어줍니다.

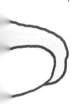

부교감신경 ∼∼∼∼∼∼∼∼∼∼∼∼∼∼∼∼∼∼∼∼∼∼∼∼∼∼∼∼∼∼∼∼∼

자율신경 중 하나. 부교감신경이 활발하면 혈관이 이완되어 혈압이 내려가며, 심신이 안정된 상태가 됩니다.

02 | 미지근한 욕조 물에
15분간 몸을 담근다

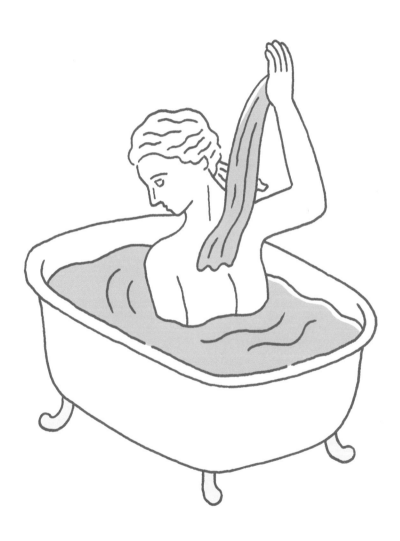

시간이 없어서 급하게 샤워를 마치고 곧바로 잠들 때도 있죠.
물론 그런 날도 있지만, 가능하면 목욕은 느긋하게 욕조에 몸을 담
그는 것이 좋습니다.

잘 알려진 대로 42도 이상의 뜨거운 물은 교감신경*을 자극해 오히
려 잠이 달아날 수 있습니다.

피로를 풀고 안정을 취하려면 38~40도의 미지근한 물
에서 반신욕을 하는 것이 좋습니다. 욕조에 오랫동안 몸을
담그고 있으면 오히려 피곤해질 수 있으니 10~15분 정도면 적당합
니다.

교감신경
자율신경 중 하나. 부교감신경과 반대로 교감신경이 활발히 작용하면 혈관이 수축되어 혈압이 올
라가고, 심신이 예민하며 활발한 상태가 됩니다.

03 | 집에 올 때는
한 정거장을 걷는다

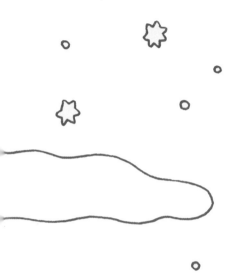

'너무 피곤해서 움직이기도 싫어…….'
그 기분 충분히 이해합니다.
하지만 전혀 몸을 움직이지 않는 것도 좋지 않습니다.

가벼운 유산소 운동을 하면
혈액순환이 좋아지고
산소가 온몸 구석구석까지 전달되어
건강한 상태의 자율신경*을
만들어줍니다.

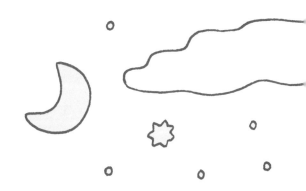

일부러 운동할 시간을 낼 필요 없이 퇴근길에 지하철 한 정거장 또
는 버스 한 정거장을 걷는 정도면 충분합니다.
내일 퇴근길에 한번 해보면 어떨까요?

다이어트를 하고 싶다면 유산소 운동을 20분 이상 하는 것이 중요
합니다. 20분 정도 해야 체온이 적당히 올라가 지방을 분해하는 효
소인 리파아제가 효과를 발휘하기 때문입니다.
운동 시작 후 20분 이상 지나야 운동한 만큼 체지방이 연소됩니다.

단, 20분 미만의 운동이라도 혈중 지방은 소모되므로 5~10분 정도
라도 틈틈이 유산소 운동을 하는 것이 중요합니다.

자율신경 ~~~~~~
호흡기나 소화기 등 내장의 작용을 조절합니다. 24시간 내내 작동하며, 대낮이나 몸이 활동할 때
활발해지는 교감신경과 밤 또는 몸이 안정을 취할 때 활발해지는 부교감신경이 있습니다.

04 | 주말에는
수영을 한다

조금 더 본격적으로
몸을 움직이고 싶다면
수영을 추천합니다.

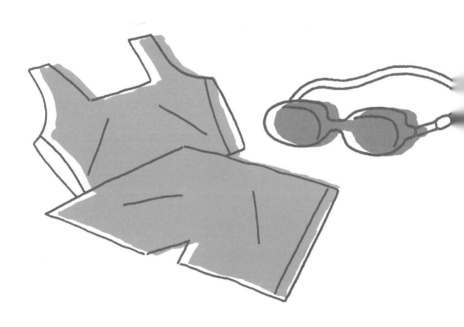

잘 알려진 대로 수영은 전신을 사용하는 유산소 운동*입니다.
물의 저항력과 수압으로 인해 평소보다 다른 힘이 몸에 가해져 근력
향상에 도움을 줍니다.

근력이 향상되어 근육량이 늘어나면 몸이 쉽게 지치지 않고, 체지방
이 쉽게 줄어든다는 장점도 있습니다.

또 물속에서는 부력 덕분에 허리나 무릎에 부담이 덜합니다.
수영이 어렵다면 물속에서 걷는 정도라도 좋습니다.
그것만으로도 효과가 있습니다.

유산소 운동
달리기나 수영, 자전거처럼 오랜 시간 할 수 있는 운동. 운동 중에 근육을 수축하기 위한 에너지를
체내에 있는 지방과 당, 산소로부터 만들어내므로 유산소 운동이라 부릅니다.

05 | 틈틈이 목 근육을 풀어준다

고개를 숙이고 있으면 자신도 모르는 사이에 목에 부담을 주어 어깨와 팔이 딱딱하게 굳습니다. 목 결림, 어깨 결림, 요통 등을 호소하는 사람 중에는 과도한 스마트폰 사용이 원인인 경우가 많습니다.

너무 집중한 나머지 몸이 뻣뻣해질 때도 있죠.
그럴 때 등과 허리가 굽고, 배는 처지면서 볼록 나오고, 호흡이 얕아지기도 합니다.

올바른 자세를 유지하고, 스마트폰을 사용하는 시간을 줄이는 것이 무엇보다 중요합니다. 적어도 스마트폰을 사용한 후에는 목을 충분히 돌려서 풀어주는 습관을 들여야 합니다.

06 | 자투리 시간에
손 마사지를 한다

피곤하거나 나른할 때 지압이나 마사지를 받으면 더할 나위 없이 행복합니다.

하지만 그런 시간조차 내기 어려울 정도로 정신없는 하루도 있죠.
그럴 때는 직접 손 마사지를 해보세요.
가능하면 마음에 드는 향기의 핸드크림이나 오일을 사용해 손가락 하나하나를 어루만지거나, 손가락 사이사이를 벌려주면서 손 전체를 주물러줍니다.

스스로 자기 손을 마사지하는 것으로도 충분히 시원하고, 혈액순환도 좋아져 손쉽게 기분 전환이 됩니다. 손 피부까지 매끈해지니까 그야말로 최고지요.

07 | 맑은 날에는
선글라스를 낀다

자외선은 기미나 주름, 피부 노화의 원인이기도 하고, 머리카락에
손상을 주거나 심할 때는 피부암의 원인이 되기도 합니다.
최근에는 남성들도 피부에 신경을 많이 쓰지요.

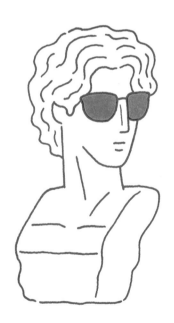

자외선 차단 크림을 바르거나, 모자 또는 양산으로 피부를 보호할
수 있지만, 쉽게 놓치는 부분이 바로 눈입니다.

눈에 자외선이 닿으면 그 자극이 뇌에까지 전해집니다.
햇빛이 강한 날, 별다른 활동을 하지 않았는데도 피로감이 느껴진다
면 눈에 자외선을 쬔 것이 이유일 수 있습니다.
또 눈에 자외선을 쬐기만 해도 뇌에서는 '멜라닌* 색소를 만들자!' 라
는 지령을 내려 피부를 어둡게 만들기도 합니다.

자외선량이 가장 많은 시기는 1년 중에는 5~7월, 하루
중에는 오전 10시~오후 2시입니다.
자신에게 어울리는 선글라스를 찾아 자외선으로부터 눈을 보호해
주세요. 이는 아주 중요한 습관입니다.

멜라닌 ∼∼∼∼∼∼∼∼∼∼∼∼∼∼∼∼∼∼∼∼∼∼∼∼∼∼∼∼∼∼∼
피부층 중에서 가장 아래층에 존재하는 세포가 만들어내는 색소. 멜라닌 색소가 과도하게 생성되
면 피부색이 진해집니다.

08 | 따뜻한 수건으로 눈 찜질을 한다

'눈이 좀 피곤하네.'

업무나 공부할 때 오랜 시간 컴퓨터 화면을 보거나, 쉬는 시간 또는 전철 안에서 항상 스마트폰을 본다면 눈에 피로가 쌓일 수밖에 없습니다.

눈에 피로가 쌓이면 안정피로*로 이어질 수 있으니 결코 쉽게 생각해서는 안 됩니다. 콘택트렌즈를 사용하거나 안구건조증이 있다면 더욱 주의해야 합니다.

찜질 수건*을 만들어서 눈에 얹을 수 있을 정도로 따뜻하게 식힙니다. 그리고 양 눈 위에 얹어 천천히 온기를 전달하며 피로를 풀어보세요.

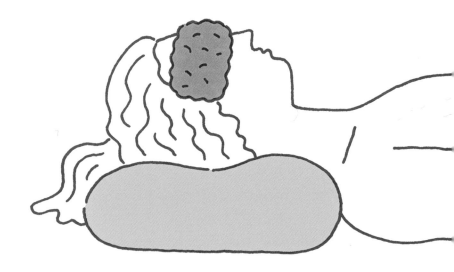

안정피로

눈을 너무 많이 사용해 건조함, 가려움, 충혈, 통증 등을 일으키는 상태.

찜질 수건

물에 적셔서 물기를 꼭 짠 수건을 전자레인지에서 1분 정도 데웁니다. 화상을 입지 않도록 주의하세요.

쉴 때는
발가락을 움직인다

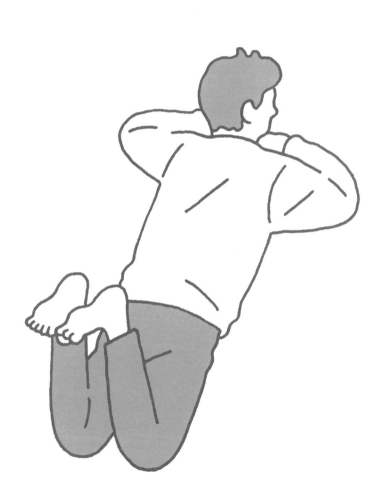

'발가락 돌리기' '발가락 스트레칭' '발가락 가위바위보' 등 발가락
을 움직이는 건강 요법이 주목받고 있습니다.
평소 발가락*은 신발 속에서 움츠러들어 있기 마련이죠.

발가락을 하나하나 돌리거나 가위바위보 하듯이 발가락
을 폈다가 구부렸다 하면 하반신이 강화되어 피로가 쉽게 쌓이
지 않는 등 좋은 효과를 얻을 수 있습니다.
TV나 책을 보면서도 할 수 있으니 바로 시도해보세요.

발
'제2의 심장'이라고 일컬을 정도로 중요한 신체 부위인 발바닥에는 우리 몸의 전체 무게가 실립니
다. 피로를 풀지 않으면 몸무게를 버틸 수 없거나, 균형을 잡기 어려워 허리 통증의 원인이 되기도
합니다.

10 | 머리는 차갑게,
발은 따뜻하게

"머리는 차갑게, 발은 따뜻하게"
이런 말을 들어본 적 있지요?

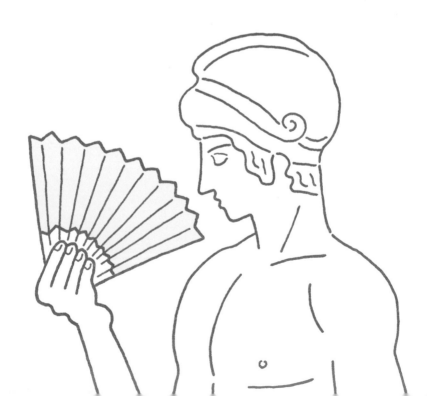

이는 동양 의학*의 개념에 바탕을 둔 말입니다.
동양 의학에서는 수족냉증을 컨디션 저하나 불면증 등의 원인으로
봅니다.

잠이 오지 않을 때나 몸 상태가 좋지 않다고 느낄 때는 우선 환기를
하세요. 공기가 잘 통하도록 해서 머리 주변을 시원하게 하고, 발은
따뜻해지도록 합니다.

예를 들면 욕조에 몸을 담가 하반신을 따뜻하게 하고,
목욕이 끝난 후에는 머리 쪽에 가볍게 부채질을 해서 열
을 식혀보세요.

동양 의학 ～～～～～～～～～～～～～～～～～～～～～～～～～～～～
한방이나 침, 뜸처럼 동양에서 기원한 전통 의학. 보통 중국 의학이나 한방 의학을 가리키며, 특정
증상을 즉각적으로 치료하는 서양 의학과 달리 각자의 체질을 바탕으로 대처하는 경우가 많습니다.

11 │ 평소에 가지 않던 길을 걸어본다

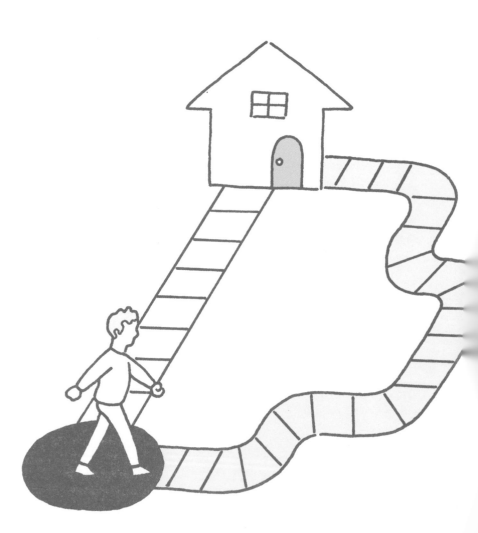

평소 출퇴근할 때 다니는 길은 보통 역까지 가장 빨리 갈 수 있는 길입니다. 아이를 어린이집에서 데려오거나 급하게 물건을 사러 슈퍼마켓에 가는 길도 보통 가장 빨리 갈 수 있는 길이지요.

하지만 마음이 지쳤거나 기분이 좋지 않은 날에는 다른 길을 걸어보세요. **마음에 여유가 없을 때일수록 잠시 돌아가보기를 추천합니다.**
불어오는 바람이 기분 좋은 날, 석양이나 달님이 예쁘게 뜬 날이라면 더욱더 꼭!

평소에 보지 못한 무언가를 보거나, 다른 소리를 듣거나, 그동안 몰랐던 새로운 향기를 맡을 수 있을 거예요.
사소한 도전에서 에너지를 얻을 수 있습니다.

12 | 가족과 친구,
동료를 칭찬한다

"오늘 입은 스웨터 예쁘다!"

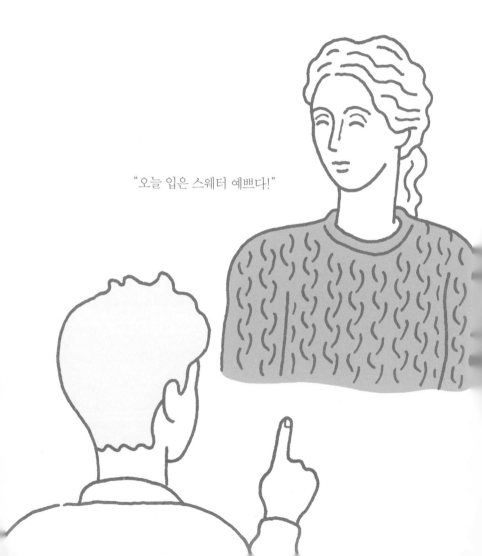

아침에 옆자리에 앉은 동료에게 이런 말을 하면 기분 좋게 하루를
시작할 수 있습니다.

이는 상대방도 마찬가지죠.
"책상이 항상 깨끗하네요."
"전화받는 태도가 아주 능숙하고 훌륭해요."
"매일 직접 도시락을 싸 온다니 대단하네요."

사소한 것이라도 좋으니 눈에 띄는 부분을 발견하면
칭찬을 해보세요.
서로 기분도 좋아지고 불필요한 정신적 피로감도 줄어
듭니다.

13 | 하루에 한 번
웃는다

"울적했는데 한바탕 웃고 나니 개운해졌어!"
누구나 이런 경험을 한 번쯤 해본 적이 있습니다.

웃고 나면 부교감신경이 우위가 되어 답답하던 마음,
긴장했던 몸과 마음이 느긋해지면서 진정됩니다.

또 전신 운동이 되고, 혈액순환이 좋아지며, 면역력이 높아지는 등
웃음의 다양한 건강 효과에 대해 연구할 정도입니다.

오늘 밤에는 드라마 대신 깔깔 웃을 수 있는 예능 프로그램을 한번
보세요.

14 | 다른 사람보다 먼저 인사한다

다른 사람을 칭찬하는 게 어색하거나 어려운 사람에게 추천하는 방법은 바로 인사하기입니다.

우울한 표정과 작은 소리로 하는 억지 인사 말고, 활기차고 큰 목소리로 "안녕하세요!"라고 말해보세요. 처음이 어렵지 금방 익숙해집니다.

먼저 인사하면 왠지 기분이 좋아지고 긍정적 마음이 생깁니다.
무엇보다 마음만 먹으면 곧바로 할 수 있는 방법이라 더 좋습니다.

15 | 참지 말고
에어컨을 켠다

최근 몇 년 사이 심하다 싶을 정도로 여름이 무더웠습니다.
열대야는 숙면을 방해해 피로가 쌓이게 만들고, 열사병의 주요 원인
이 됩니다.

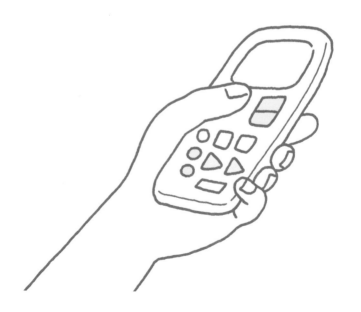

잠을 자다가 더워서 땀을 흘리면 교감신경이 작용해 피로가 풀리지 않습니다.
그러니 **땀이 나지 않을 정도의 실내 온도를 유지하는 것이 중요합니다.**

더운 여름에는 밤중에도 에어컨을 켜둔 채 자는 편이 좋습니다.
에어컨으로 실내 온도*를 적당히 유지해서 아침까지 쾌적하게 잘 수 있도록 조정해보세요. 다음 날 일어났을 때 피로가 느껴지지 않습니다.

실내 온도
계절이나 환경, 체질에 따라 적당한 실내 온도가 다릅니다. 여름에는 온도 25~28도, 습도 45~60%, 겨울에는 온도 18~22도, 습도 55~65%가 적합합니다.

16 | 녹황색 채소로
안티에이징

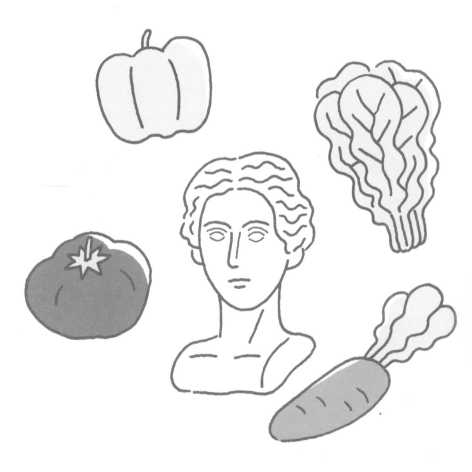

눈의 피로가 잘 풀리지 않거나, 눈이 쉽게 피로해진다면 사실 눈의
노화가 원인일 수 있습니다.

최근 눈 건강에 좋은 성분으로 루테인*이 주목받고 있습니다.
근시나 노안, 안구 질병 예방 등에 효과가 있으며 시금
치·당근·토마토 등 녹황색 채소에 풍부하게 함유되어
있죠.

또 함께 섭취하면 좋은 성분은 안토시아닌과 비타민입니다.
잘 알려져 있듯이 안토시아닌은 블루베리나 붉은 차조기, 검정깨 등
에 많이 들어 있습니다.

루테인
사물을 선명하게 보는 눈의 능력을 개선해줍니다. 체내의 루테인은 노화와 함께 줄어듭니다. 눈앞
이 흐리게 보이는 사람은 눈의 노화가 진행되는 것일 수 있습니다.

17 | 쉬는 날에는
조금만 더 잔다

업무와 인간관계로 녹초가 되어버린 피곤한 금요일.
'내일은 쉬는 날이니까 진짜 늦게까지 자야지.'
이렇게 생각하는 사람이 많습니다.

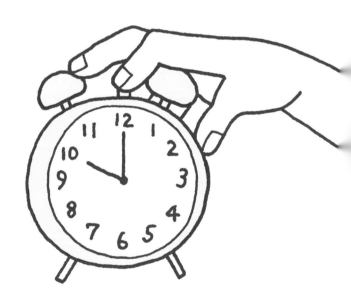

피로를 풀려면 잠을 푹 자야 한다고 합니다.

하지만 우리 몸에는 체내시계*가 설정되어 있어 매일 정해진 시간에 일어나야 편안하고 수월하게 생활할 수 있습니다. 따라서 쉬는 날에도 규칙적인 생활을 하는 것이 바람직합니다.

하지만 수면 시간이 부족하면 '수면 부채'가 쌓여 질병의 원인이 되기도 하죠. 평상시에 수면 시간이 짧은 사람이라면 쉬는 날에 수면 부족을 해소해야 합니다.

하지만 온종일 자는 등 극단적인 수면 습관보다는 **평일보다 조금 더 늦게 일어나거나, 낮잠을 자는 정도가 좋습니다.**

체내시계

지구의 자전이 만들어내는 하루 24시간이라는 주기에서 생물이 활동하는 리듬. 이를 만들어내는 것이 뇌에 있는 체내시계로 서캐디언 리듬 circadian rhythms 이라고도 합니다.

'젊었을 때는 어떻게 그 정도로
잠을 잤지?'

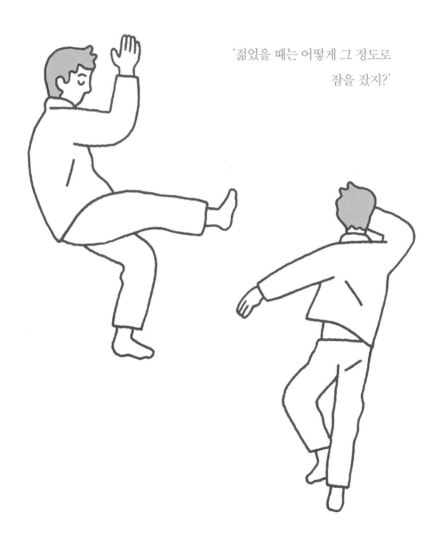

10~20대까지는 잠을 8시간 이상 오래 잘 수
있지만, 그 이후 **나이를 먹으면서 조금씩
필요한 수면 시간**이 줄어듭니다.
60대에는 6시간 반 정도 자면 충분하다는 데
이터가 있습니다.

나이 차와 개인차도 있으니 단정할 수 없지만,
극단적인 수면 부족은 피로를 비롯해 비만, 생
활습관병, 기억력 저하 등을 불러올 수 있으니 주의
해야 합니다.

잠자는 시간과 일어나는 시간을 되도록 일정하게 유지해
하루 7시간 정도 잠을 잘 수 있도록 신경 쓰세요.

수면 시간

렘 수면과 논렘 수면을 반복하는 수면 리듬 주기는 약 1시간 반 정도입니다. 밤새 이 주기를 4~5
회 반복하면 숙면할 수 있습니다. 체질에 따라 잠을 깊게 자거나 수면 시간이 짧아도 충분한 사람
도 있지만, 긴 시간 잠을 자야 피로가 풀리는데 그렇게 하지 못하는 사람이라면 수면 시간에 신경
을 써야 합니다.

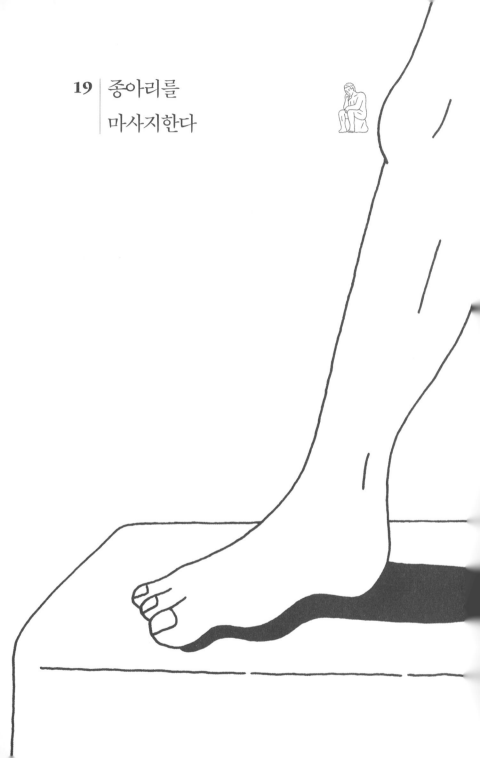

19 | 종아리를
마사지한다

피곤하지만 잠이 오지 않을 때 다리가 붓고 나른해지거나 몸에 열이 오르지 않나요?
이럴 때는 제2의 심장이라고도 하는 종아리*를 마사지해 보세요.

손이나 시판 중인 마사지 기구로 종아리를 주무르면 혈류가 좋아지고 결림과 부기, 나른함 등이 개선됩니다.

TV를 보거나 스마트폰을 사용하면서도 할 수 있고, 반신욕을 할 때 함께 해도 좋습니다.

종아리
발 쪽, 특히 종아리는 '제2의 심장'이라 불립니다. 펌프처럼 하반신에 쌓인 혈액을 심장으로 보내는 역할을 합니다. 따라서 종아리의 혈류가 좋지 않으면 전신의 혈류도 좋지 않아 대사 작용이 떨어집니다.

20 | 코를 고는 사람은
옆으로 누워서 잔다

잠자는 시간이 충분한데도 잠이 부족하거나 피로가 풀리지 않는다
고 느낀다면 코골이를 의심해봐야 합니다.
코골이는 만성 피로의 원인이 될 뿐만 아니라
생활습관병으로 이어지는
무호흡증후군*을 유발한다고
알려져 있습니다.

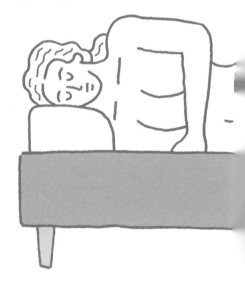

무엇보다 '내가 코를 곤다'는 자체가 싫죠.

신경 쓰인다면 오늘 밤 옆으로 누워서 잠을 청해보세요.
특히 오른쪽으로 누워 자면 소화에도 도움이 된다고 알려져 있습
니다.

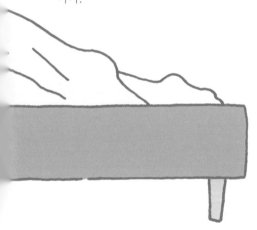

무호흡증후군

자는 동안 호흡이 멈추는 질병. 10초 이상, 기도의 공기 흐름이 멈춘 상태가 하룻밤에 30회 이상
또는 1시간에 5회 이상인 사람은 무호흡증후군을 의심해야 합니다. 246쪽에서 한 번 더 다룰 예정
입니다.

21 │ 아침 햇볕으로
잠에서 깬다

아침에 눈뜨기가 너무 힘들거나 일어나기 어렵고, 일어나도 멍하니 있는 경우가 자주 있나요?
이는 애초에 뇌가 가진 습성 때문입니다.

잠에서 깨기 힘들다고 소리가 시끄러운 알람 시계를 이용해 깰 경우 몸과 마음에 부담을 줄 수 있습니다.

잠을 잘 자고 개운하게 일어나려면 우선 잠드는 시간과 일어나는 시간을 일정하게 유지하고, 7~8시간 정도 깊은 잠을 자는 것이 중요합니다.
그리고 잠에서 깰 때 소리가 아니라 '빛'을 통해 일어나 도록 해보세요.
교감신경을 갑작스레 자극하지 않아서 심장박동 수와 혈압이 서서히 오르고, 몸이 활동할 수 있는 상태로 천천히 전환됩니다.

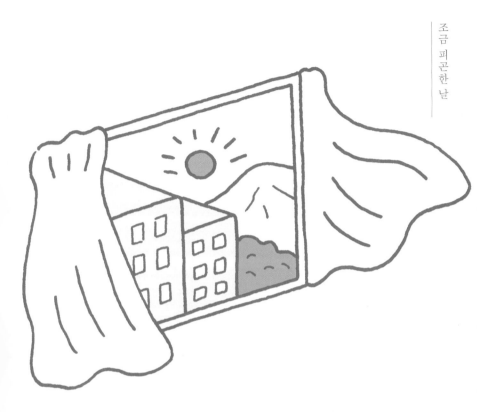

방마다 다르겠지만, 자기 전에 발을 두는 쪽에 가까운 커튼을 조금 열어둡니다. 그리고 **아침이 되면서 자연스럽게 스며들어오는 햇볕에 잠이 깰 수 있도록 해보세요.**
일어나지 못할까 봐 걱정된다면 쉬는 날에 먼저 시도해보면 좋습니다.

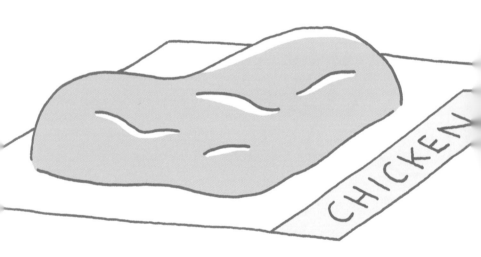

지방이 적어서 다이어트 음식으로 널리 알려진 닭가슴살.
요즘에는 피로 해소 효과로도 주목받고 있습니다.

그 비결은 '이미다졸펩타이드*'라는 성분에 있습니다.
닭고기 중에서도 근육 부위인 닭 가슴살에 많이 함유되
어 있으며, 음식으로 먹기만 해도 빠르게 피로가 해소된
다고 하니 정말 좋은 성분이죠!

조리하기 귀찮다면 편의점이나 슈퍼마켓에서 언제든지 삶은 닭 가
슴살을 넣은 치킨 샐러드를 쉽게 구할 수 있습니다.

이미다졸펩타이드

두 종류의 아미노산 결합 물질로 높은 항산화력을 갖추고 있습니다. 닭 가슴살 100g에 약 200mg
이 함유되어 있으며 매일 섭취하는 것이 가장 좋습니다.

23 | 생선을 먹는다면 참치를 선택한다

피로 해소에 도움이 되는 음식으로 육류에 닭 가슴살이 있다면 어류 중에는 참치가 있습니다.

참치에는 아미노산의 일종인 '안세린*'이 들어 있는데, 이 성분은 피로 감소에 도움을 준다고 알려져 있습니다.

그래서 참치가 넓은 바다를 마음껏 헤엄치고 돌아다닐 수 있나 봅니다.

회나 초밥으로 먹어도 좋고, 더 좋은 방법은 마를 곁들여 먹는 참치덮밥입니다.

마에는 피로 해소에 효과가 있는 뮤신이 함유되어 참치와 함께 기운을 배가해줍니다.

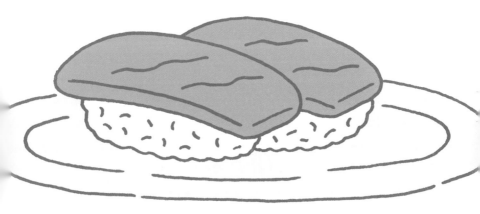

안세린 ～～～～～～～～～～～～～～～～～～～～～～～～～～

두 종류의 아미노산이 연결되어 있으며, 동물의 근육 속에 많이 들어 있습니다. 참치나 가다랑어, 연어, 닭고기 속에 많이 함유되어 피로 해소와 혈압 강하 등 다양한 효과를 발휘합니다.

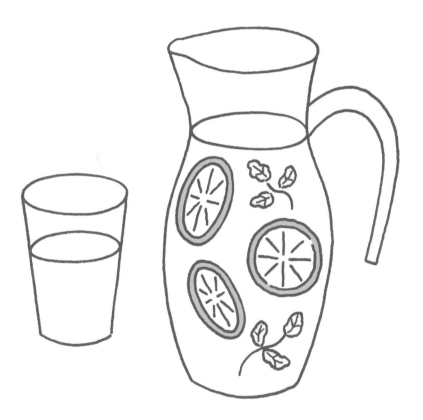

지친 몸을 달래는 효과가 있다고 알려진 식초, 매실장아찌, 감귤류.
이 음식들의 신맛을 내는 구연산은 피로 해소 작용으로 유명합니다.

그중에서도 레몬에는 구연산뿐만 아니라 비타민 C가 풍부하게 들어
있습니다. 비타민 C는 피부 개선이나 감기 예방에 효과가
있을 뿐 아니라, 스트레스에 대한 저항력을 높여줍니다.

평소 마시는 물에 레몬즙을 더해 레몬수를 만들거나, 홍차는 물론이
고 술에도 레몬을 짜서 조금씩 레몬을 먹는 습관을 들여보세요. 스
트레스나 피로를 자연스럽게 해소할 수 있습니다.

25 | 셀프 인지 치료로 사고방식을 바꾼다

'나는 일을 잘 못하는 사람이야.'
'잘하는 게 아무것도 없어.'

누구나 일하다가 실수도 하고, 개인적인 문제로 끙끙대며 고민하기도 합니다. 하지만 '나는 역시 안 돼!' 하며 자신을 부정해버리면 마음이 불안정해져 끝없는 스트레스가 쌓이게 됩니다.

그럴 때는 생각의 습관을 바꿔보면 좋습니다.
인지 치료˚라는 방법입니다.
어떤 일에 대해 생각하는 방식을 바꾸는 치료법으로, 방법은 간단합니다.
우선 어떤 일에 대해 본인이 평소 느끼거나 받아들이는 방식과 감정을 글로 씁니다. 그런 다음 같은 일에 대해 일반적으로 사회에서 통용되는 생각들을 쓴 후에 자기 생각과 비교해보세요.

인지 치료 ....

심리 치료 중 하나. 성장하는 과정에서 굳어버린 사고방식에 초점을 맞춰 왜곡된 인지를 고쳐나가며 증상을 개선합니다.

시점을 바꿔서 객관적으로 생각해보고, 냉정한 시각을 경험하는 것으로 자기부정을 줄일 수 있습니다.

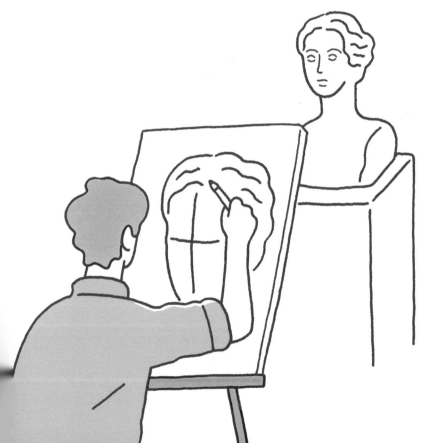

26 │ 커피를
      끊어본다

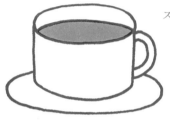

지친다 싶을 때마다 습관적으로 커피
를 마시는 사람이 많습니다.

커피에 함유된 카페인*에는 각성
효과, 그리고 향과 쓴맛을 내는 클
로로겐산이라는 성분에는 피로 해소 효과가 있다고 합니다.
하지만 커피를 자주 마시면 위 건강이 나빠질 수 있습니다.
최근에는 커피나 카페인이 들어간 에너지 드링크를 과하게 마셔서
생기는 카페인 중독도 증가하고 있습니다.

커피 대신 재스민차나 루이보스차를 마셔보면 어떨까
요? 두 음료 모두 디카페인이므로 위에 부담을 주지 않
고 기분을 전환할 수 있습니다.

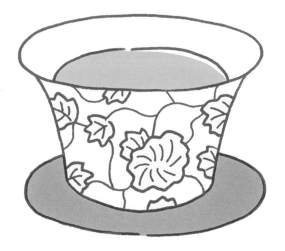

카페인

각성 효과가 있어 잠을 깨려고 카페인 함유 음료를 마시는 사람이 많습니다. 이뇨 작용이나 자율신경 작용을 좋게 하는 효과도 있습니다. 의외로 커피보다 카페인 함유량이 많은 녹차와 홍차 종류도 있으므로 잘 확인해볼 필요가 있습니다.

27 | 저녁 식사는 잠들기 3시간 전에 마친다

'자기 직전에 음식을 먹지 않는다.'
이는 다이어트의 철칙이기도 하지만, 다음 날까지 피로를 남기지 않기 위해서도 중요한 지침입니다.
먹은 음식이 소화될 때까지 얼마나 걸리는지 생각해본 적 있나요?
위에 도달한 음식은 3~4시간에 걸쳐 소화되고, 배설될 때까지 1~2일이 걸린다고 합니다.

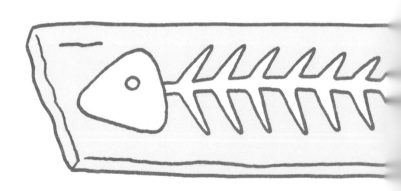

먹자마자 곧바로 누우면 소화가 아직 끝나지 않은 상태로 잠이 든다
는 뜻이죠. 당연히 쉽게 잠들지 못할뿐더러 다음 날 아침에는 속이
더부룩하고 피로가 오래갑니다.
늦어도 잠들기 2~3시간 전에는 저녁 식사를 모두 마치
고 야식도 참아야 합니다.

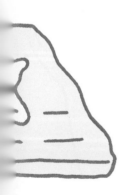

28 | 식사에서 밥의 양을 줄여본다

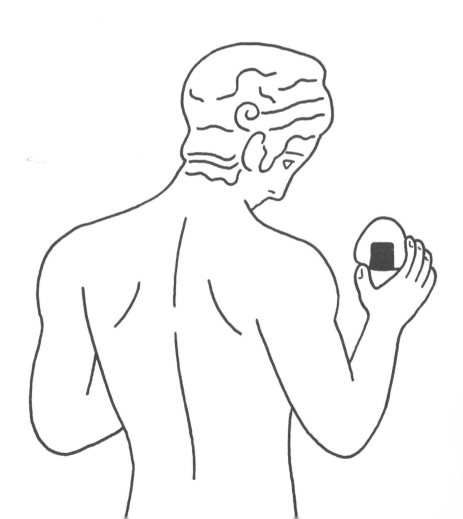

한때 유행하던 '당질 제한[•]'.

과도한 당질 섭취가 비만과 신체 불균형을 불러온다는 다이어트 이론으로, 밥이나 단 음식을 많이 먹지 않도록 신경 쓰는 사람이 많았습니다.

당질이 살을 찌우는 것은 혈액 속 당질량이 한꺼번에 늘어나 혈당치가 변하기 때문입니다. 그리고 이것이 피로를 유발하는 원인이 되기도 합니다.

밥을 잔뜩 먹은 후 '아이고, 몸이 나른하다' 싶은 적이 있다면 밥의 양을 줄여보는 것도 좋습니다.

당질 제한 ⁓⁓⁓⁓⁓⁓⁓⁓⁓⁓⁓⁓⁓⁓⁓⁓⁓⁓⁓⁓⁓⁓⁓⁓⁓⁓⁓⁓⁓⁓⁓⁓⁓⁓⁓

밥이나 과자 등 탄수화물을 먹지 않는 것으로 체중을 감량하는 다이어트 방법. 전문가가 추천하는 체계적인 당질 제한 프로그램이 나와 있습니다. 당질을 줄인 만큼 단백질을 보충하는 것이 핵심입니다.

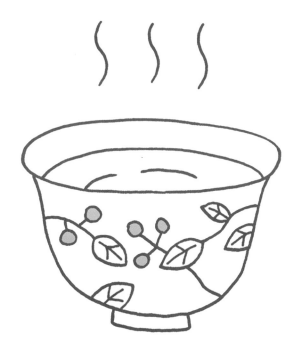

뜨거운 김과 함께 피어오르는 은은한 녹차의 향기.
녹차 한잔 떠올리면 마음이 따뜻해집니다.
그뿐만 아니라 녹차에 함유된 테아닌 성분에는 치유 효과가 있습니다.

테아닌은 아미노산의 일종으로, 정신 안정 작용을 기대할 수 있는 성분입니다.
녹찻잎을 60도 정도의 미지근한 물에 넣고 2분 정도 두었다가 잔에 따르면 풍미 성분인 테아닌이 풍부하게 우러나 진정 효과를 줍니다.

30 | 간식으로 한천을 먹는다

변비로 고생하는 사람이 생각보다 많습니다.
몸이 무거우면서 나른해지고 아랫배가 묵직하며 기분도 썩 좋지 않은 증상이 계속되면서 변비가 나아지지 않는 상태를 '장의 피로'라고 부르기도 합니다.

원인은 과식, 스트레스, 운동 부족 등 다양하지만, 식이섬유 부족도 중요한 이유입니다.

변비로 고민이라면 채소와 함께 대변을 단단하게 만드는 불용성 식이섬유와 장을 자극해 배변 활동을 좋게 하는 수용성 식이섬유를 모두 함유한 한천*을 주목해보세요.

한천을 간식 등으로 섭취하면 간편하게 식이섬유 섭취량을 늘릴 수 있습니다.

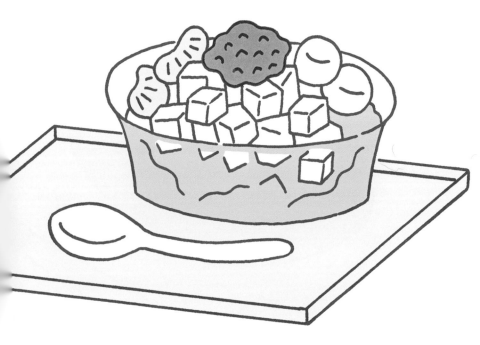

한천 다루는 방법

각한천이나 실한천을 물에 담가서 불린 후 적당량의 물과 함께 냄비에 넣고 끓여서 녹인 후 상온에서 굳힙니다. 가루 한천은 물에 불리지 않고도 사용할 수 있습니다. 날씨가 더워도 녹지 않아서 손쉽게 다룰 수 있습니다.

31 | 검은색 음식을 먹는다

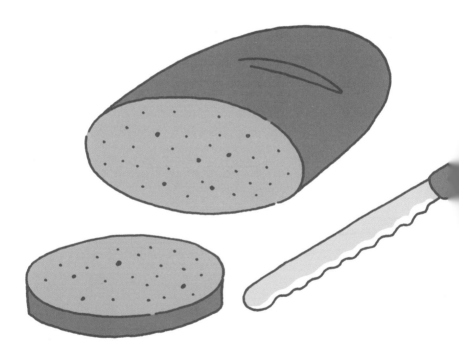

음식을 고를 때 '하얀색보다 검은색'을 기준으로 삼아보세요.

예를 들면 백설탕보다 흑설탕, 백미보다 현미, 하얀 빵보다 호밀빵
이나 통밀빵을 고르면 됩니다. 그러면 **정제된 식품보다 다양한**
영양소가 함유된 원료에 가까운 상태의 식품을 섭취하
게 됩니다.

설탕이라면 백설탕보다 정제도가 낮은 흑설탕에 비타민이나 미네
랄이 풍부합니다.
정제하지 않은 현미도 식이섬유 등이 백미보다 많아 혈당치가 잘 오
르지 않게 도와줍니다.

다양한 영양소를 섭취하면 피로 해소를 돕는 성분도 함께 섭취할 수
있습니다.

32 | 식사는
배부르지 않을 정도가 좋다

예전부터 널리 알려진 사실이고 몸에 좋다는 것도 잘 알고 있지만, 좀처럼 실천하기 쉽지 않은 것이 '배부르지 않을 정도로' 식사하는 것입니다.

소화에는 자율신경이 관련되어 있어 너무 많이 먹으면 자율신경이 지쳐서 잠들기 어렵거나, 피로도 쉽게 풀리지 않습니다.

갑자기 식사량을 줄이기는 어렵지만 먹으려던 고기 한 점, 밥 한 숟가락 덜 먹기부터 시작해보세요.

33 | 천천히
씹어 먹는다

'특기가 빨리 먹기'인 분들, 혹시 평소에 쉽게 지치지 않나요?

꼭꼭 씹어 먹으면 침 분비가 촉진되어 소화를 돕기 때문에 위나 장에 주는 부담을 줄일 수 있습니다. 또 살이 쉽게 찌지 않고 충치나 치주 질환을 예방할 수 있는 장점도 있습니다.

주변 사람보다 먹는 속도가 빠르다면 음식을 입에 넣은 후 의식적으로 30회 정도 씹기 위해 노력해보세요.
식감이 좋은 식재료를 먹거나, 채소 등은 한쪽 면만 구워서 잘 씹어 먹는 방법도 좋습니다.

34 | 사무실 책상을
정리한다

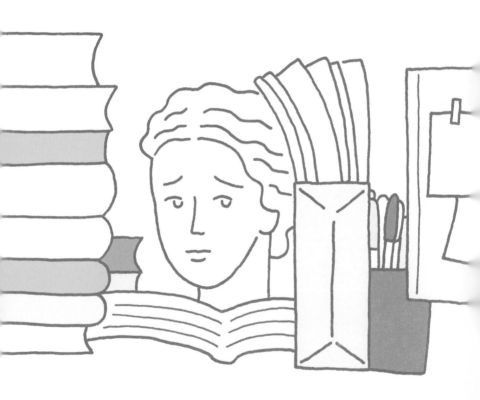

책상 위에는 여러 자료가 산더미, 서랍 속도 엉망진창이어서 정작 필요한 물건을 못 찾겠어!

이런 상태에선 여기저기 찾아보다가 오히려 더 어지럽히기 일쑤입니다.
필요할 때마다 이런 식으로 물건을 찾다 보면 시간을 낭비하게 되고, 짜증도 납니다.

정리 정돈에 신경 써서 항상 책상을 깔끔히 정리해두면 일도 순조롭게 풀립니다.
정리하면서 기분도 좋아집니다.
한 번에 다 치우려고 하면 그것도 부담이 될 수 있으니 '옆자리 책상보다 조금 더 깨끗한' 정도를 목표로 두고 실천해보세요.

35 │ 디지털 기기와
거리 두기 규칙을 정한다

스마트폰이나 태블릿, 컴퓨터 등 디지털 기기를 하루에 몇 시간 정도 사용하나요?

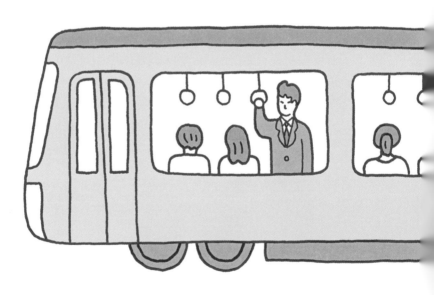

디지털 기기를 사용하다 보면 "앗, 시간이 벌써 이렇게 지나버렸네"
하고 깜짝 놀라는 경우가 자주 있습니다.
디지털 기기의 화면에서는 블루라이트(127쪽 참고)의 방출량이 많아
눈의 피로, 목과 어깨의 결림을 유발할 뿐만 아니라 서캐디언 리듬
(45쪽 참고)을 교란해 수면 장애˚를 일으킬 수 있다고 합니다.

피곤할 때는 '이동 중에 스마트폰을 보지 않는다'거나
'자기 전에 컴퓨터를 하지 않는다' 등 자신만의 규칙을
정해 디지털 기기를 의식적으로 멀리하는 노력을 해보
세요.

수면 장애

불면증뿐만 아니라 낮 동안 참을 수 없이 쏟아지는 졸음이나 수면 리듬의 불안정 등 수면과 관련된
다양한 질병을 가리킵니다. 생활환경이나 습관, 피로나 스트레스, 질병 등 원인도 다양합니다.

36 | 아침 습관을
만들어본다

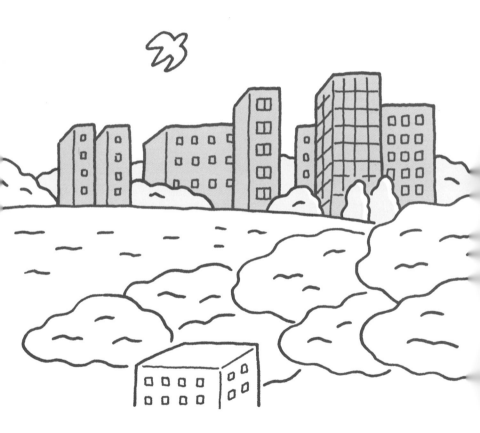

회사나 학교에 가기 전의 아침 여유 시간에 공부나 취미 활동을 하는 사람이 의외로 많습니다.

피로로 능률이 떨어지는 밤보다 아침에는 집중하기 쉽고, 의욕도 높아지고, 무엇보다 하루의 기분도 좋아집니다.

아직 해본 적 없다면 산책, 독서, 영어 회화, 요가나 스트레칭 등 집 안이나 집 주변에서 가볍게 할 수 있는 것부터 시작해보세요.

단, 아침 습관에 몰두하다가 아침밥을 먹지 못하거나 출근 준비를 서둘러야 하면 오히려 지칠 수 있으므로 끝내는 시간을 정해두고 해당 시간이 되었을 때 바로 끝낼 수 있어야 합니다.

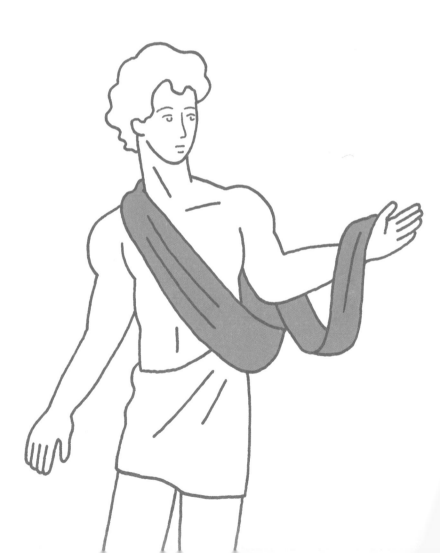

매일 회사 업무와 집안일에 쫓기다 보면 '왠지 좀 피곤하네' '몸이 좀 굳었네' '어디가 아픈 건 아닌데 몸 상태가 안 좋다'고 느낄 때가 있습니다.

그럴 때는 밴드나 끈 하나로 할 수 있는 트레이닝을 추천합니다. 방법은 간단합니다.
적당한 길이의 밴드를 몸에 감기만 하면 됩니다.

예를 들면 의자에 앉았을 때는 양쪽 발목이나 무릎에 밴드를 감습니다. 얇은 끈을 사용한다면 끈이 살을 압박하지 않도록 양쪽 발목이나 무릎 사이에 약간 여유가 생길 정도로 감아주면 됩니다.

끈을 감아주면 **허리나 고관절에 적당한 긴장을 주어 좋지 않은 자세, 습관이나 불균형으로 인한 결림을 개선해줍니다.**

38 | 매일 기초 체온을
확인한다

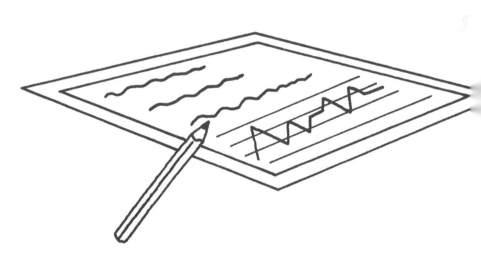

매일 바쁜 일상으로 지치는지도 모르고 일하는 당신.
자신이 얼마나 지쳐 있는지, 오늘은 몸 상태가 어떤지 알기 위해서
는 평소 자신의 몸을 잘 파악하고 있는 것이 중요합니다.

피부 상태나 체중, 배변, 기분 상태 등을 노트에 적어보세요.
특히 여성은 기초 체온*을 매일 확인하면 좋습니다.

머리맡에 체온계를 두고 아침에 일어나자마자 누운 상태로 바로 체
온을 잽니다. 그리고 매일 기록합니다.

월경 주기나 배란 시기는 물론, 컨디션 악화의 원인을 파악하는 데
도 도움이 됩니다.

기초 체온 ～～～～～～～～～～～～～～～～～～～～～～～～～
체온이 올라갈 요인이 없는 상태에서 몸이 최소한의 에너지만으로 활동할 때의 체온. 여성이라면
정상적인 배란이 일어나는 경우, 고온기와 저온기로 나뉩니다.

39 | 하루에 한 번
발효 식품을 먹는다

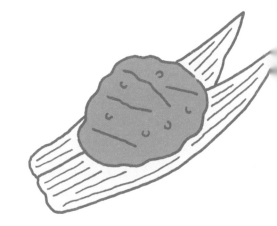

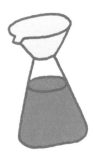

피로를 풀고, 필요할 때 몸을 제대로 회복하려면
평소 장 건강을 유지하는 습관을
들이면 좋습니다.
장은 최근에 건강을 이야기할 때
자주 언급하는 주제입니다.

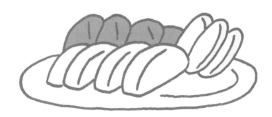

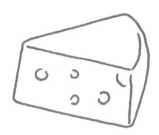

장 건강을 위한 습관이라고 하면 장내 세균 중 우리 몸에 좋은 유익균을 늘려서 장내 환경을 좋게 하는 활동을 말합니다.

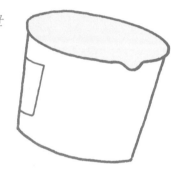

유익균을 함유한 식이 보충제인 프로바이오틱스*를 꾸준히 섭취하길 추천합니다.

프로바이오틱스를 섭취하려면 발효 식품을 신경 써서 먹어야 하죠. 요구르트나 치즈, 청국장, 된장, 간장, 김치 등은 유산균이나 비피두스균, 효모균 등 유익균을 함유하고 있습니다.

유익균은 3~4일마다 몸 밖으로 배출되므로 매일 꾸준히 먹어야 합니다.

한 종류만이 아니라 여러 종류를 조합해 먹으면 더 좋습니다.

프로바이오틱스 ～～～～～～～～～～～～～～～～～～～～～～～～～～～

몸에 좋은 유익균이 함유된 살아 있는 미생물의 영양원이 되는 것을 프로바이오틱스라 부릅니다. 최근에는 유익균과 그 영양원을 함께 균형 있게 섭취하는 신바이오틱스가 주목받고 있습니다.

40 꽃이나 식물을
키운다

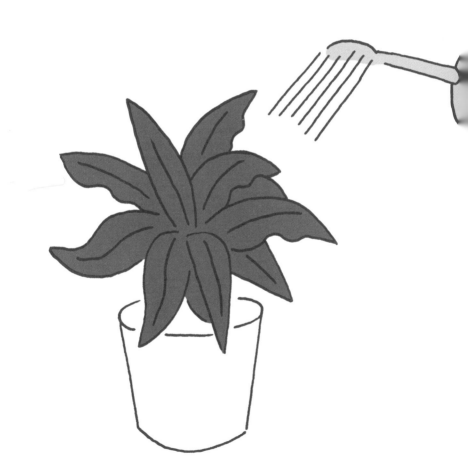

계절마다 피는 꽃은 보기만 해도 마음을 편안하게 해줍니다.

관엽식물에는 공기 정화 효과, 진정 효과, 눈의 피로를 완화하는 효과 등이 있다고 알려져 있습니다.

사무실에 식물이 있으면 그 주변에서 일하는 사람의 피로감이 다른 자리의 사람에 비해 훨씬 적다는 보고도 있습니다.

작은 식물이라도 좋으니 방 안에 화분을 키워보세요.
마음의 안정과 함께 식물이 조금씩 커가는 모습을 관찰하는 즐거움도 느낄 수 있습니다.

41 | 아침 햇볕을 쬐며
체내시계를 정비한다

'서캐디언 리듬', 친숙하지 않은 용어입니다. 이 단어는 체내시계(45쪽
참고)라고도 합니다.

**우리의 몸 상태는 약 24시간 주기의 서캐디언 리듬에 따
라 달라집니다.**
따라서 이 리듬이 안정적이지 않으면 수면 장애가 생기기 쉽고, 피
로가 쌓이거나 컨디션 저조로도 이어지기도 합니다.

리듬이 안정적이면 다행이지만, 한 가지 맹점이 있습니다.
하루는 24시간 주기로 돌아가지만, 서캐디언 리듬은 '약 24시간'이
라는 것이죠. 그로 인해 매일 조금씩 오차가 생깁니다.

그렇다면 어떻게 오차를 없앨 수 있을까요?
가장 좋은 방법은 아침 햇볕을 쬐는 것입니다.
햇볕에는 오차를 조절하는 힘이 있습니다.
매일 아침 일어나자마자 가장 먼저 아침 햇볕을 맞으며 체내시계가
무리 없이 돌아가도록 해주세요.

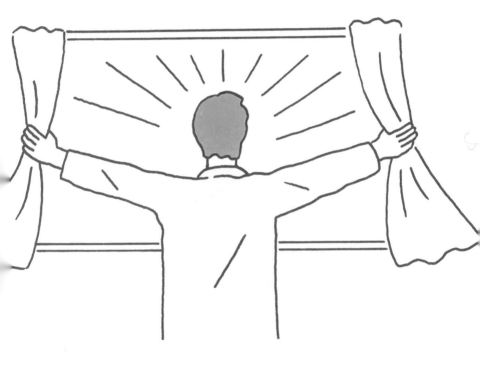

42 | 옷은 편안함을
최우선으로 선택한다

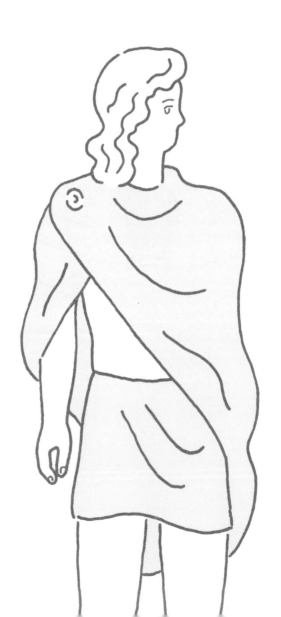

옷감이 까슬까슬하거나 고무 또는 단추 때문에 신경 쓰이는 옷, 꽉
끼는 옷……. 몸에 부담을 주는 옷을 입으면 온종일 불편함을 느낄
수밖에 없습니다.

무심코 디자인이 마음에 드는 옷을 선택하기 쉽지만, 피로가 쌓이지
않는 하루를 보내려면 편안함이 최우선이어야 합니다.

실크나 면 100% 등 천연 소재를 고집하지 않더라도 입었을 때 쾌적
한 옷을 고르세요.
잠옷으로는 땀 흡수가 잘되고 바람이 잘 통하는 옷을 입으면 숙면에
도움이 됩니다.

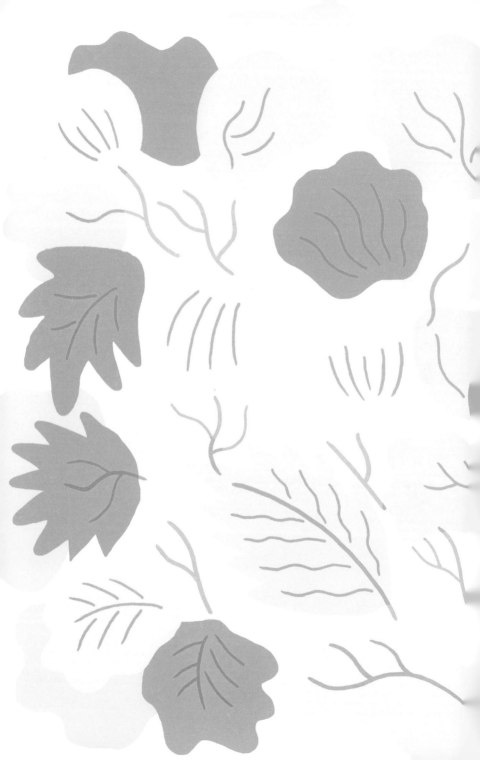

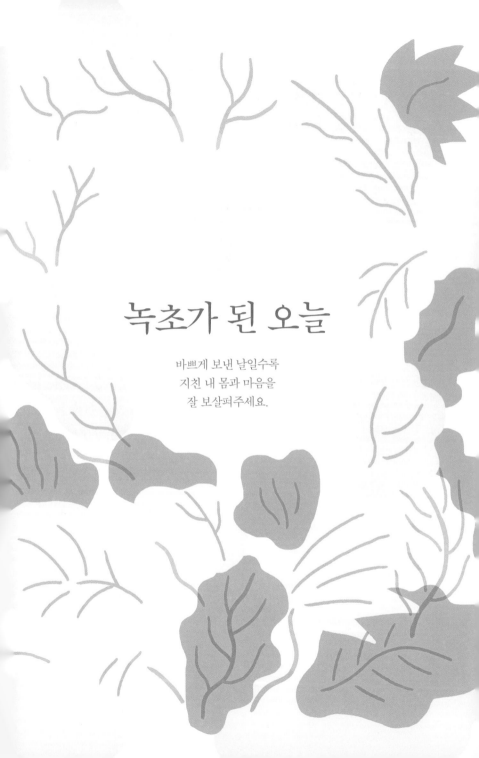

녹초가 된 오늘

바쁘게 보낸 날일수록
지친 내 몸과 마음을
잘 보살펴주세요.

43 | 셀프 지압으로 피로를 푼다

마사지를 받으러 가고 싶지만 주말에도 시간이 안 난다면
직접 피로를 푸는 혈자리를 지압으로 자극해보세요.

'백회百會' '합곡合谷' '족삼리足三里'.
백회는 정수리에 해당하는 자리.
합곡은 엄지손가락과 검지손가락 사이의 뿌리, 물갈퀴처럼 이어진
부분의 정중앙 자리.
족삼리는 무릎 아래쪽, 슬개골 아래의 툭 튀어나온 뼈의 약간 바깥
쪽 자리.

이 세 자리는 자율신경에 관여해 교감신경의 작용을 억제하고, **부
교감신경을 우위에 오게 하는 데 도움이 되는 혈자리입
니다.**
시중에서 혈자리 지압봉을 구입해서 가까이에 두고 틈틈이 사용해
보세요. TV를 보거나 가족과 이야기하면서도 쉽게 피로를 풀 수 있
습니다.

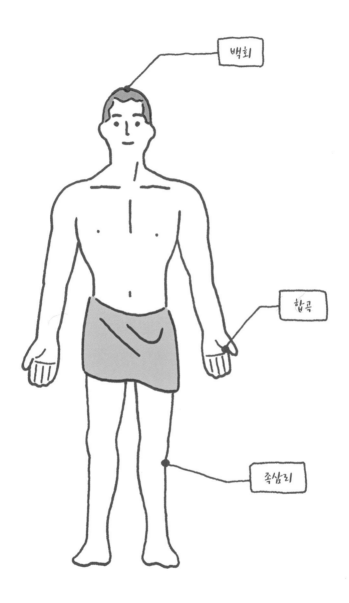

백회

합곡

족삼리

44 | 입욕제와 함께 목욕한다

평소에는 샤워로 끝내더라도 주말에는 욕조에 느긋하게 들어가 있고 싶을 때가 있습니다.

큰맘 먹고 하는 기회이니 입욕제를 이용해 기분 전환을 해보세요.
시판 중인 입욕제에는 온천 효과가 있는 제품, 피로 해소 효과가 있는 탄산 제품, 노폐물 제거와 보습 효과가 있는 수소 제품, 향기로 치유 효능을 더한 허브나 편백 향이 나는 제품 등 다양하게 나와 있습니다.

마음에 드는 입욕제를 찾기만 해도 벌써 에너지가 샘솟는 기분이 들 것입니다.

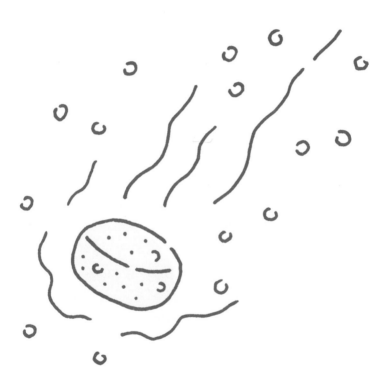

45 | 하루에 한 동작,
1일 1요가를 시작한다

운동은 건강하게 기분 전환을 하는 가장 좋은 방법입니다.
하지만 매일 하기는 어렵고, 부담이 큰 운동일수록 끝났을 때의 피
로감도 매우 큽니다.

피로를 해소하기 위해 몸을 움직이고 싶다면 가벼운 운동부터 시작
해보기를 권합니다.

그럴 때 추천하는 운동은 바로 요가.
매일 시원하다고 느낄 정도의 요가 동작 하나만 해보는 것입니다.
자기 전에 침대나 이불 위에서 누운 상태로 할 수 있는 자세부터 시
도해보면 어떨까요?

46 | 일찍 집에 온 날에는 달리기를 한다

온종일 의자에 앉아서 일하다 저녁이 되면 다리가 붓거나, 허리가 아프거나 하는 일이 많습니다.

혈액순환이 원활하지 않기 때문입니다.

일이 일찍 끝난 날에는 가볍게 뛰어보기를 추천합니다.

달리기와 같은 유산소 운동은 혈액순환 촉진, 스트레스나 피로 해소 등에 효과가 있습니다.

너무 과하게 뛰면 오히려 피로가 쌓일 수 있으니 15~20분 정도만 뛰어봅니다.

'달리기는 너무 힘들다' 싶다면 정류장에서 집까지 빨리 걸어가는 것도 좋습니다. 그 정도만 해도 효과가 있습니다.

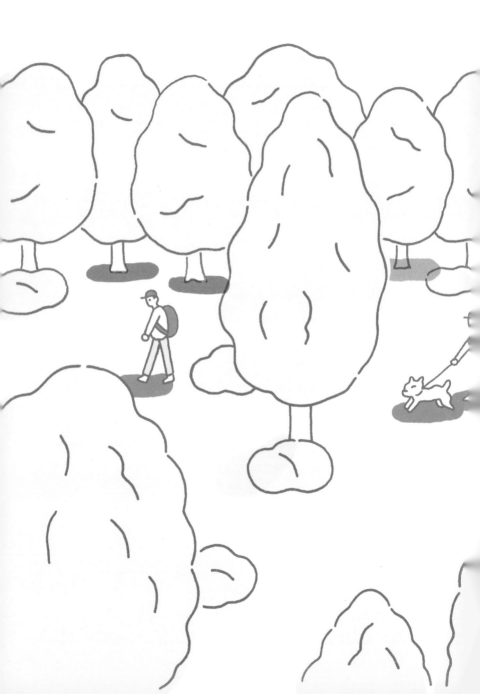

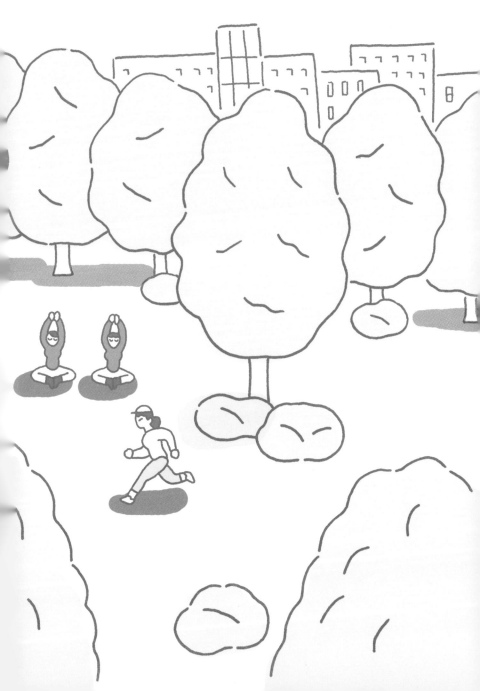

47 | 쉬는 날 자전거를 타고 나가본다

'계단을 오르내리기 힘들다.'
'신호가 바뀔까 봐 조금 뛰었는데 숨이 찬다.'
이런 적이 있다면 원인은 운동 부족입니다.

최근에 학교나 회사를 오갈 때 말고 몸을 움직인 일이 있나요?
운동 부족 상태가 오랫동안 이어지면 평상시에 쓰지 않는 근육을 갑
자기 쓸 경우 근육통이 생기거나, 심폐 기능이 떨어지고 사소한 움
직임에도 피로를 느낍니다.

적어도 휴일에는 무리하지 않고 기분 좋게 할 수 있는
운동을 해보세요.

외출을 겸해 자전거를 타는 정도면 경치도 즐기면서 상쾌한 바람과
햇볕을 만끽할 수 있어 몸과 마음의 기분 전환이 됩니다.

유산소 운동이므로 지치지
않는 몸 만들기에도
효과적입니다.

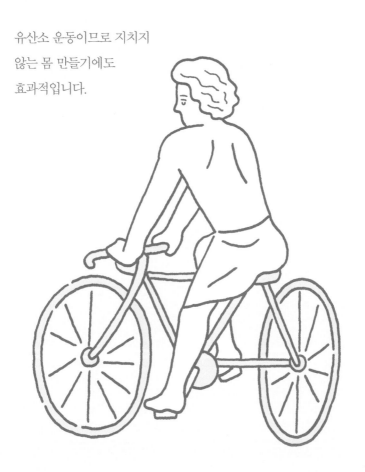

48 | 부분욕으로
하루의 긴장을 푼다

온천에서 족탕에 들어가본 석 있나요?
발만 따뜻하게 했을 뿐인데 몸 전체가 따뜻해지며 마음도 안정되고
느긋해지죠.
피로가 풀리고 있다는 증거입니다.

이 기분을 집에서도 느껴보세요.
족욕은 큰 대야에 40도 전후의 따뜻한 물을 받아 10분 정도 발을 담
그는 것입니다.
손도 똑같은 방법으로 하면 됩니다.

혈액순환이 좋아지는 효과도 있고,
하루의 긴장을 풀어주어 잠을 푹 자고 싶을 때 도움이
됩니다.

49 | 실내 방향제를 사용한다

녹초가 되어 돌아온 날, 현관문을 열었을 때 집에서 좋은 향기가 나면 그것만으로 위로가 됩니다. 향기는 뇌에 곧바로 영향을 주어 몸과 마음에 다양한 효과를 가져다줍니다.

자신의 취향에 맞는 향기는 진정 효과가 있습니다.
주로 머무는 공간이나 침실 등에 실내 방향제를 사용해 보세요.
향기를 즐길 수 있는 상품은 디퓨저 타입, 스프레이 타입, 아로마 향초나 아로마 비누, 향수 등 다양합니다.

마음을 편안하게 해 주는 향기로는 라벤더나 캐머마일, 피로 해소에는 페퍼민트나 재스민을 추천합니다.

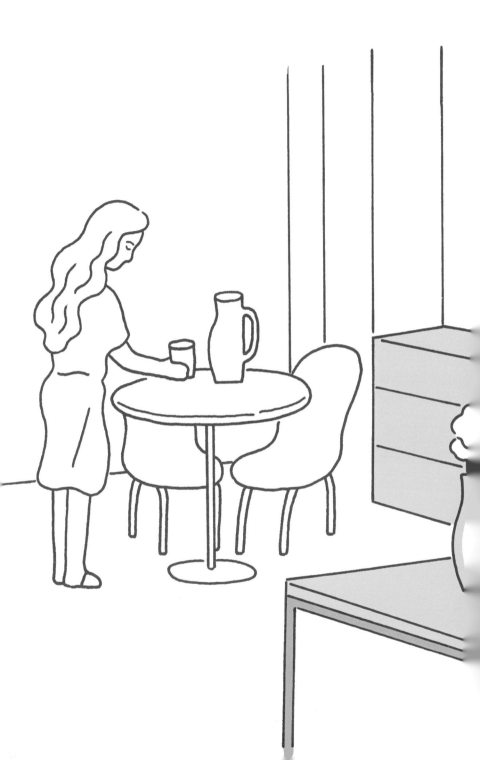

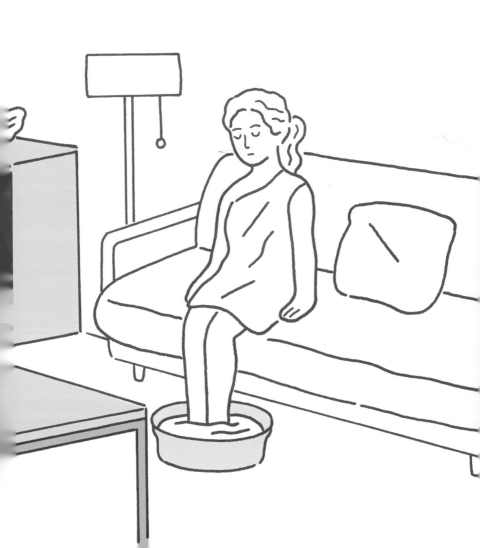

50 | 하루에 한 번
자신을 칭찬한다

다른 사람을 칭찬할 때는 있어도 누군가에게 칭찬받는 일은 나이가 들수록 점점 줄어듭니다.
가끔 칭찬받고 싶다는 생각이 들면 스스로 칭찬해보세요.

"시간도 없는데 도시락을 예쁘게 잘 쌌네."
"그때 그 아이디어를 생각해내다니 내가 냈지만 참 대단해!"
"오늘은 아이를 한 번도 혼내지 않았어. 이제 마음의 여유가 생긴 것 같아."
이처럼 하루에 한 번, 나를 향한 칭찬 한마디를 소리 내서 말하거나 노트에 써보세요.

"칭찬할 만한 일은 아무것도 못 했네……."
이렇게 칭찬할 거리가 없는 날은 없습니다.

"오늘 하루도 수고했어."
자기 전에 자신에게 이 한마디도 잊지 마세요.

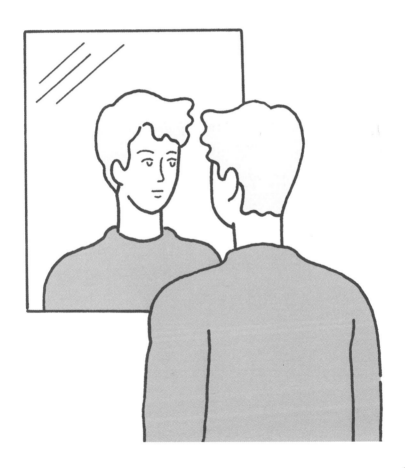

51 | 의식적으로
     웃어본다

"오늘은 너무 피곤하다."
"짜증이 최고조네!"
이럴 때 당신은 어떤 표정을 하고 있을까요?

나도 모르게 미간에 주름이 잡히고 입꼬리가 처져 있지 않나요? 거울을 한번 보세요.
그리고 지금 바로 입꼬리를 올려서 웃어보세요.

억지로라도 방긋 웃으면 행복 호르몬이라 일컫는 세로토닌*이 분비되어 행복감을 가져다줍니다. 덕분에 기분도 편안해집니다.

보기에도 밝고 젊어 보이는 인상을 줄 수 있으니 지치고 피곤할 때일수록 신경 써서 '방긋' 웃어보세요.

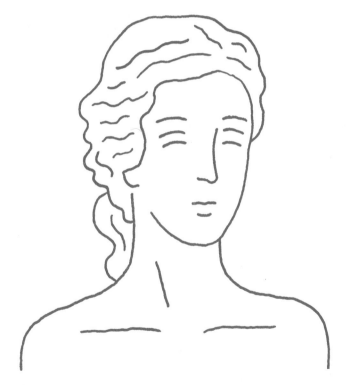

세로토닌

마음을 안정시키고 평온하게 하는 데 깊이 관여하는 신경전달물질. 부족하면 기분이 불안정해지거나
우울증, 수면 장애의 원인이 되기도 합니다.

52 │ 아침에 일어나면 창문을 활짝 연다

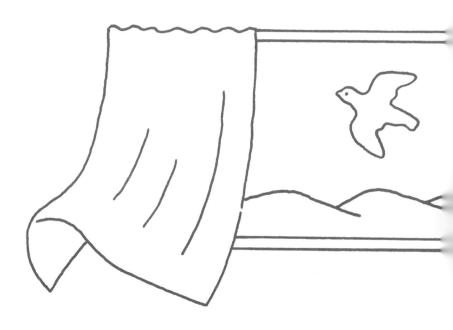

일분일초가 소중한 아침.
할 일을 루틴화해놓으면 준비가 훨씬 수월해집니다.
아마 무의식적으로 그렇게 하는 분도 많을 겁니다.

그 루틴 속에 창문을 여는 것도 더해보세요.
덥거나 추운 날에도 **창문을 열어 바깥 공기를 방 안으로 들
이고, 등과 어깨를 쫙 펴봅니다.**

몸 안에도, 방 안에도 아침의 신선한 공기가 들어오면 전날의 좋지
않은 기분이나 피로가 이어지지 않습니다.

53 | 몸을 뒤트는 운동으로
혈류를 좋게 한다

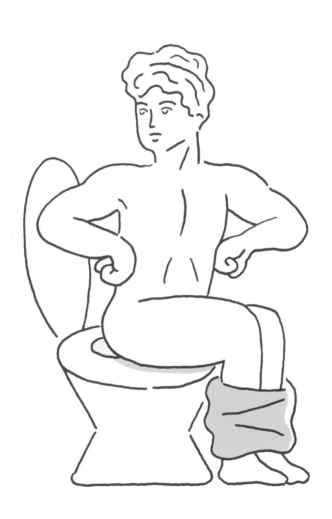

피로와 함께 목과 어깨가 결려서 힘든 날에는 화장실에 갈 때나 움
직이는 틈틈이 몸을 뒤트는 운동을 해 혈류의 흐름을 원활하게 해주
세요.

혈류의 흐름을 원활하게 하려면 동맥뿐만 아니라 정맥의 혈류도 함
께 자극해야 합니다. 동맥의 혈류만 원활해지면 피의 흐름이 도중에
정체되어 혈액이 온몸으로 제대로 전달되지 않습니다.

우리 몸에서 피가 자주 정체되는 구간은 등뼈 주변입니다.
직접 마사지할 수 없는 부위이니 상반신이나 허리를 뒤
틀어서 몸을 움직여주면 혈류가 좋아집니다.
몸을 일으킬 때마다 양쪽으로 몸을 비틀어보세요.

54 │ 하루에 한 번
│ 설레는 일을 만든다

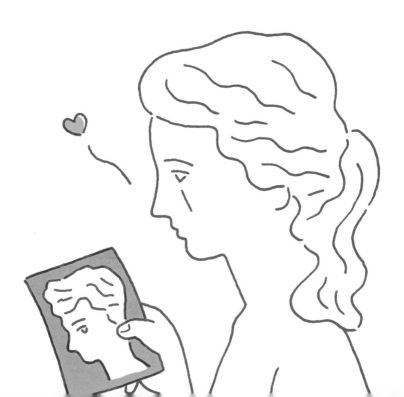

즐거운 일을 했을 때, 좋아하는 사람이나 물건을 봤을 때의 두근거림이나 설렘.
이때 뇌에서는 도파민*이 분비됩니다.
도파민은 호르몬의 일종으로 별명이 '쾌락 호르몬'입니다.
기쁨이나 행복한 기분을 가져다주는 호르몬이죠.

이 호르몬이 분비되게 하려면 설렘을 주는 대상이 필요합니다. 아이돌이든 반려동물이든 디저트든 **자신이 좋아하는 것이면 뭐든지 좋습니다.**
오늘 귀엽거나 멋진 대상을 보고 설렘을 느꼈나요? 그렇다면 아주 잘했습니다.

도파민 ~~~~~~
기쁨이나 감동, 쾌감 등을 가져다주는 신경전달물질. 두근거리거나 설레는 경우 분비됩니다. 매일 지루한 하루를 보내면 도파민 수치가 줄어듭니다.

55 | 혼자서
노래방에 간다

'혼자서 가기에는 좀 그런데……'라고 생각할 수도 있지만, 용기 내서 혼자 노래방*에 한번 가보세요.
듣는 사람이 아무도 없으니 음정이 틀려도, 잘 부르지 않아도 괜찮습니다.

반드시 해야 할 일은 배에 힘을 주고 큰 소리를 내는 것입니다.
복식 호흡을 하면 혈액순환이 좋아지고, 기분이 좋아지면 쾌락 호르몬인 도파민이나 행복 호르몬인 세로토닌이 분비되어 스트레스 해소에 효과적입니다.

'다시 힘내자!'
이런 기분이 들었다면 노래를 부른 보람이 있는 것입니다.

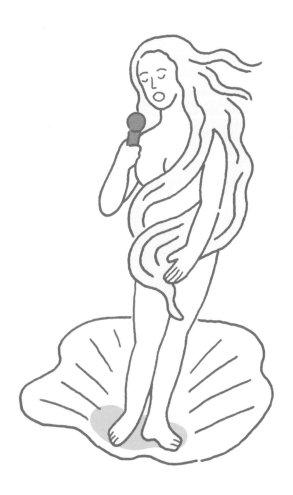

노래방의 효과 ～～～～～～～～～～～～～～～～～～～～～～～～～～～～～～～～～～～～

노래방에는 복식 호흡뿐만 아니라 좋은 효과가 하나 더 있습니다. 입 주변 근육과 표정 근육을 움 직여서 웃을 때와 같은 상태(112쪽 참고)가 되어 침 분비량이 늘어나는 것입니다.

56 | 침실이나 커튼에
아로마 오일 향수를 뿌린다

아로마 오일 향수는 식물에서 에센셜 오일을 추출하고 남은 증류수를 말합니다.
꽃이나 허브의 자연스러운 향기를 즐길 수 있지요.
좋은 향을 골라 커튼이나 쿠션 같은 천에 뿌려도 좋고, 다림질할 때 사용해도 좋습니다.

자기 전에 베개에 뿌리면 편하게 잠드는 효과를 기대해 볼 수 있습니다.
로즈, 라벤더, 베르가모트 등 향도 다양합니다.

취향에 맞는 향으로 잠자리가 쾌적해지면 피로가 남지 않습니다.

57 | 베개를 바꿔본다

잠자는 시간은 충분한데 피로가 풀리지 않는다면
그때는 베개*를 의심해보세요.

잠을 푹 자려면 베개가 자신에게 잘 맞는지 확인해야 합니다.
누웠을 때 쾌적한지, 높이나 단단함이 적당한지, 돌아눕기 편한지
등을 고려해 최대한 자신에게 맞는 베개를 찾아보세요.

매장을 방문해 상담한 후 직접 써보고 사면 더 좋겠죠.
기분 좋게 잠이 들고 상쾌하게 일어날 수 있도록 도와주
는 베개는 피로를 풀어줍니다.

베개

자신에게 맞는 베개를 찾으려면 침구 전문점에 가보기를 권합니다. 집에서 담요나 수건을 접어서
자신에게 높이가 맞는 간이 베개를 만들 수도 있습니다.

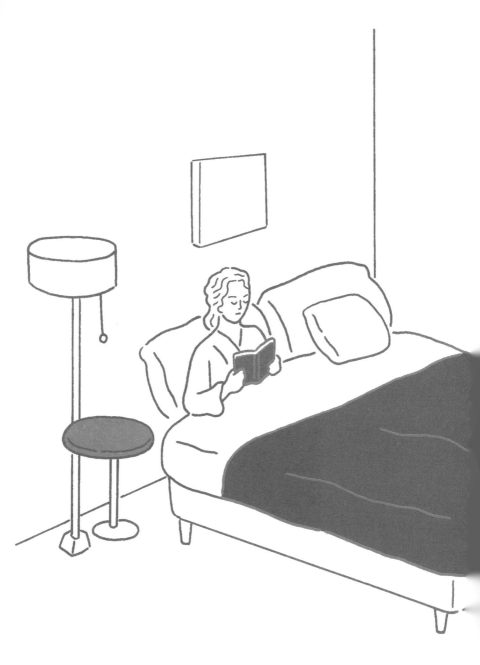

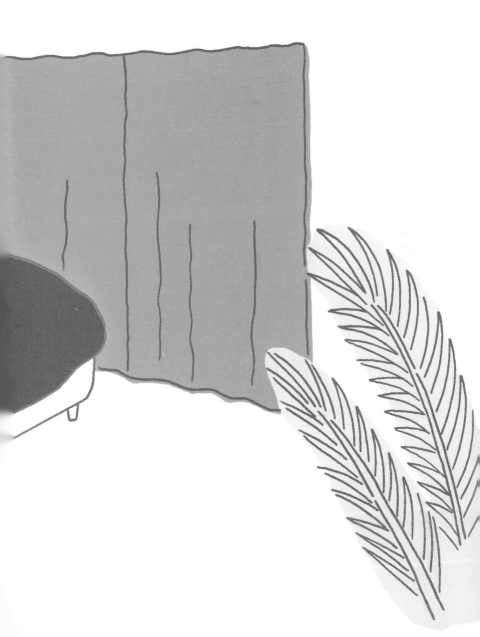

58 | 자기 전에는
스마트폰을 내려놓는다

스마트폰이나 컴퓨터를 오랜 시간 보면 눈이 건조해지기 마련입니다.
원인은 블루라이트* 때문입니다.

디지털 기기의 LED 디스플레이에 포함된 파란색 빛인 블루라이트
는 우리가 볼 수 있는 빛 중에서 가장 파장이 짧고 에너지가 강한 빛
입니다.
**눈의 피로나 통증을 일으키거나, 망막에 영향을 주기도
합니다.**
서캐디언 리듬을 깨뜨려서 수면 장애(90쪽 참고)를 초래할 뿐만 아니
라 비만으로 이어질 수도 있습니다.

자기 전에는 스마트폰과 컴퓨터를 잠시 내려놓으세요.
대신 종이 책을 읽어보면 어떨까요?
**위로받을 수 있는 이야기나 편안한 시집을 읽으며 느긋
하게 활자를 느껴보세요.**

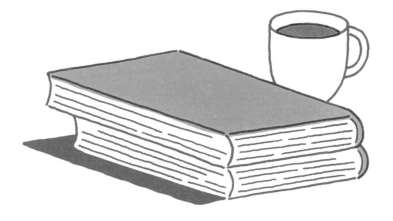

블루라이트

블루라이트를 발산하는 디지털 디스플레이는 현대인의 필수품이 되었습니다. 디지털 디스플레이를 사용하는 작업의 경우, 1시간당 10분 정도 눈을 감는 등 휴식을 취하는 것이 바람직합니다.

59 | 수족냉증에 맞는
양말을 선택한다

여름인데도 양말을 포기할 수 없고, 잘 때도 양말을 신어야 하는 수족냉증.
수족냉증이 있다면 양말을 고를 때도 통기성이 뛰어난지, 너무 꽉 조이지 않는지 잘 살펴야 합니다.

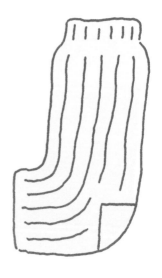

그리고 잘 때는 발가락이 뚫린 양말을 선택하면 좋습니다.
양말이 발가락 끝까지 감싸여 있으면 발에서 열을 발산하지 못해 땀
이 차면서 수면을 방해합니다.

발가락이 뚫린 양말은 발목이 따뜻하고,
발가락 끝은 습하지 않아서 적당합니다.
무릎부터 발목까지 가려주는
레그 워머도 좋습니다.

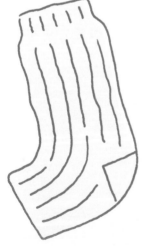

60 │ 점심 식사로 돼지고기와
대파가 들어간 음식을 선택한다

제육볶음, 돈가스, 탕수육.
익숙한 돼지고기 요리 중 좋아하는 메뉴가 있나요?

피곤한 날에는 양파가 들어간 탕수육이나 파가 듬뿍 들어간 제육볶음을 추천합니다.
돼지고기에는 피로 해소를 돕는 영양소인 비타민 B_1이 많이 함유되어 있습니다.
비타민 B_1의 흡수를 돕는 것이 파 등에 함유된 알리신*이죠.
따라서 함께 섭취하면 탄수화물 대사가 촉진되어 에너지를 쉽게 보충할 수 있습니다.

돼지고기와 파, 부추나 마늘의 조합도 좋습니다.
돼지 간에도 비타민 B_1이 함유되어 있습니다.

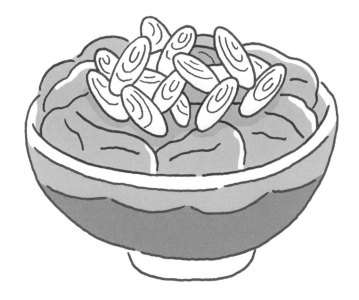

알리신

파나 마늘 등의 냄새를 내는 성분. 비타민 B_1의 흡수를 돕고 피로가 잘 쌓이지 않는 몸으로 만들어 줍니다. 살균 및 항균 효과가 있어 감기 예방에도 좋습니다.

61 | 새콤한 과일을
먹는다

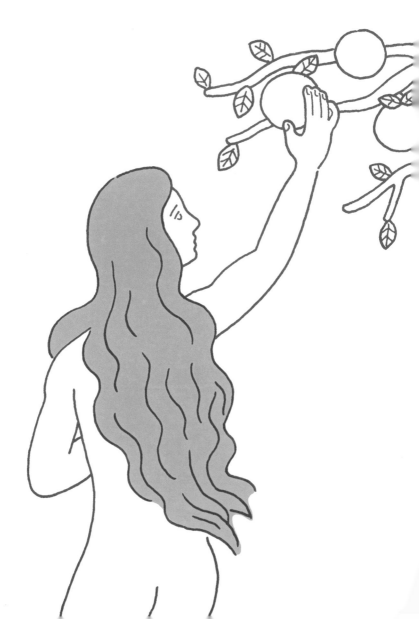

피곤할 때 먹으면 좋은 음식은 어떤 것이 있을까요?
맞습니다. 신 음식을 빼놓을 수 없지요.

신맛을 내는 구연산*은 피로 해소를 도와주는 대표 성분입니다.
오렌지, 레몬, 귤 등의 과일로도 섭취할 수 있습니다.

식후 디저트로는 자몽을 추천합니다.
자몽이라면 껍질을 깔 필요 없이 잘라서 쏙 베어 먹으면
되니 간편합니다.

구연산
매실이나 감귤류 등에 함유된 물질로 체내에 들어가면 알칼리성이 되어 고기나 생선, 밥 등으로 산
성에 가까워진 몸의 균형을 회복해줍니다. 또 근육 속 젖산의 대사를 높여주어 피로 해소에 도움이
됩니다.

62 | 아침에 일어나면 따뜻한 물을 마신다

아침에 마시는 따뜻한 물*은 미용, 수족냉증 개선, 다이어트 등에 좋다고 알려져 있습니다.
물을 50도 정도까지 끓여서 마셔도 좋고, 한 번 팔팔 끓인 다음 마시기 좋은 온도로 식혀서 마시면 더 좋습니다.

아침에 따뜻한 물을 마시면 자는 동안 배출한 수분을 보충할 수 있고, 위장이 따뜻해져 기능이 좋아지고 소화 흡수가 원활해지죠.

찬물을 마시듯이 벌컥벌컥 마시지 말고 시간을 들여 천천히 마시게 되므로 바쁜 아침에도 여유를 느낄 수 있습니다.

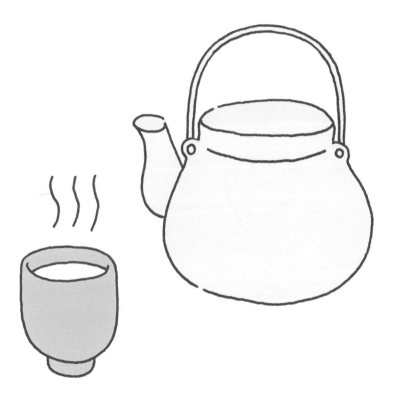

따뜻한 물

인도의 전통 의학인 '아유르베다'에서는 따뜻한 물을 체내 균형을 잡아주고 정화해주는 음료로 여깁니다. 또 '불'의 에너지가 해독을 담당한다고 여기므로 전자 제품이 아니라 가스 불로 물을 끓이기를 권합니다.

63 채소 반찬을
하나 더 늘린다

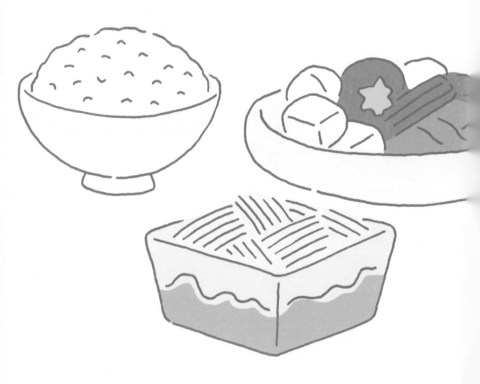

하루 권장 채소 섭취량은 350g 이상입니다. 그중에서 120g 이상은
녹황색 채소로 먹는 것이 이상적이죠.

채소는 비타민, 식이섬유, 그리고 미네랄 공급원이며, 특히 녹황색
채소는 미네랄이 풍부합니다.
예를 들면 브로콜리는 칼슘이 풍부하고, 시금치와 청경채는 뼈를 강
화해주는 것은 물론, 노화 방지와 불면을 예방하며, 눈 건강과 피부
미용에도 효과가 있습니다.

또 몸이 차가워지거나 목과 어깨 결림이 생기는 경우에도 채소를 통
해 미네랄을 섭취해 **몸 상태를 조절하는 효과를 기대할 수
있습니다.**
적어도 하루에 한 가지 이상 녹황색 채소 반찬을 먹어야 합니다.

64 | 요리에 들기름을 사용한다

불안감을 해소하는 효과가 있다고 알려진 알파리놀렌산은 기름을 통해 섭취할 수 있습니다.
특히 함유량이 많은 것은 들기름*입니다.
꿀풀과의 식물인 들깨의 씨에서 추출한 기름으로, 알레르기성 증상 개선에도 좋다고 알려져 있습니다.
사용할 때 조심해야 할 점은 가열하지 않고 그대로 먹는 것입니다.

알파리놀렌산은 열에 약하고 쉽게 산화하니 샐러드의 드레싱으로 먹거나, 요리 마무리에 뿌리는 방법을 추천합니다.
또 개봉한 후에는 되도록 빨리 섭취해야 합니다.

들기름

가열하지 않고 그대로 먹어야 하는 들기름. 된장국이나 청국장에 한 숟가락 넣어 먹어도 좋고, 냉두부에도 잘 어울립니다.

65 | 간식으로 호두를 먹는다

출출할 때 견과류를 먹으면 배고픈 상태가 조금 진정됩니다.

견과류에는 안티에이징에 도움되는 비타민 E, 콜레스테롤 조절이 필요한 사람에게 좋은 올레인산 등이 들어 있습니다.

그중에서도 호두는 알파리놀렌산이 많이 함유되어 인기가 높죠. 알파리놀렌산은 오메가3 지방산˚의 일종으로 생활습관 병을 예방하는 효과가 있습니다. 그뿐만 아니라 불안감 을 줄여주는 효과도 있습니다.

걱정거리가 있는 날, 간식으로는 호두가 좋습니다.

오메가3 지방산 ~~~~~~

리놀레산과 함께 체내에서 만들 수 없는 필수지방산 중 하나. 부족하면 알레르기나 생활습관병의 원인이 되므로 식사로 균형 있게 섭취하는 것이 중요합니다.

66 | 생활 속에
허브를 들인다

진정 효과를 비롯해 감기 예방, 수족냉증과 변비 개선
등 다양한 효능이 있는 허브*.
물론 피로 해소에도 좋다고 알려져 있죠.

허브를 즐기는 방법도 다양합니다. 그중에서도 차로 즐기는 방법은
아주 간단하지요.
선명한 빨간색에 신맛이 나는 히비스커스차에는 피로 해소를 돕는
구연산이 들어 있습니다.
깔끔한 맛과 향을 즐길 수 있는 로즈힙이나 민트도 추천합니다.

허브티는 주변에서 비교적 손쉽게 구할 수 있으니 식후에 한잔 어떨
까요?

허브

허브는 전문점을 비롯해 다양한 곳에서 판매하고 있습니다. 블렌딩한 허브티도 있으니 취향과 목적에 맞게 선택하면 됩니다. 임신 중이거나 질병이 있는 사람은 피해야 하는 허브도 있으므로 의사와 상의한 후에 즐기기 바랍니다.

67 간편식으로도 OK!
연어를 먹는다

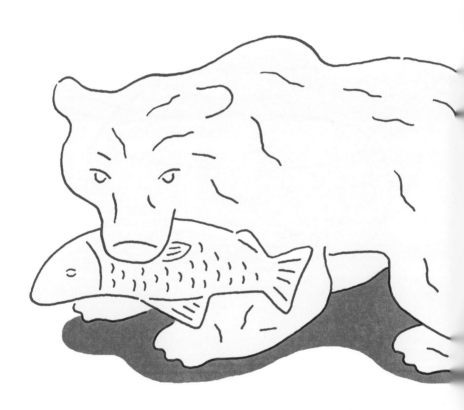

편의점에 진열된 다양한 종류의 삼각김밥. 무엇을 고를까 고민되죠? 피곤할 때는 연어가 아주 좋습니다.

연어의 붉은색을 내는 아스타잔틴*은 안티에이징이나 피부 미용에도 도움을 주는 항산화 성분입니다.
피로 해소에도 효과가 있다고 알려져 있죠.

연어는 식욕을 높여주고 몸을 따뜻하게 해주는 건강한 식재료입니다.
바쁜 날 삼각김밥 하나를 먹더라도 몸을 생각해서 선택하세요.

아스타잔틴 ~~~~~~
빨간색 색소로 토마토에 함유된 리코펜이나 당근 등 녹황색 채소에 함유된 베타카로틴과 같은 카로티노이드 중 하나. 새우나 게 등에 함유되어 있고 강한 항산화력을 지니고 있습니다.

68 | 카카오 함량이 높은
초콜릿을 먹는다

오후 3시, 일이 끝날 때까지 앞으로 몇 시간 남았습니다.
에너지 충전을 위해 잠시 쉬고 싶은 시간이죠.
이때 차와 함께 초콜릿을 추천합니다.

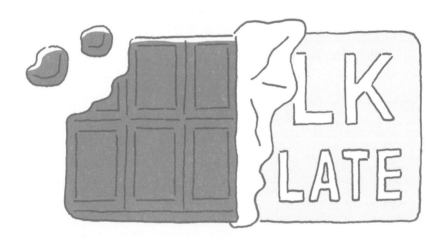

하지만 밀크 초콜릿은 안 됩니다.

다이어트에 좋다고 알려진 카카오 함유량이 높은 초콜릿, 그것도 카카오 함유량 70% 이상의 초콜릿이 좋습니다.

카카오 함유량이 높은 초콜릿은 카카오 폴리페놀*이 많이 함유되어 항산화 작용으로 피부 미용과 건강에도 이로워 인기입니다.

항스트레스 작용으로 뇌 활성화에도 도움을 주어 잠깐의 에너지 보충에 효과적이지요.

카카오 폴리페놀은 체내에 축적되지 않으니 매일 적정량을 먹으면 좋습니다.

초콜릿을 좋아하는 사람에게는 기쁜 소식이지요.

카카오 폴리페놀 〰〰〰〰〰〰〰〰〰〰〰〰〰〰〰〰〰〰〰

쓴맛이나 색소의 원료가 되는 성분인 폴리페놀의 일종으로 초콜릿에 함유되어 있습니다. 폴리페놀은 강한 항산화력을 지니고 있어 생활습관병 예방에도 효과적입니다.

생강*은 몸을 따뜻하게 해주는 식재료로 널리 알려져 있습니다.
향이나 매운맛을 내는 성분인 쇼가올shogaols이나 진저론zingerone이
몸을 따뜻하게 해주고 혈액순환을 원활하게 해줍니다.

한방에서 쓰는 약재로도 잘 알려진 생강은 **위장의 냉증에서 오
는 식욕부진 등을 개선하며, 체온을 높여주고 땀 분비를
촉진합니다.**
수족냉증이 만성화되면 피로가 잘 풀리지 않습니다. 이때 생강을 꾸
준히 섭취해 차가워지지 않는 몸으로 만들어보세요.

다진 생강을 냉동실에 넣어두고 평소 먹는 요리 양념이나 간을 할
때 조금씩 사용하면 편리합니다.

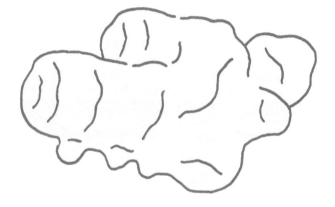

생강 〰〰〰〰〰〰〰〰〰〰〰〰〰〰〰〰〰〰〰〰〰〰〰〰〰〰〰〰〰〰

체온을 높여서 땀 분비를 촉진하므로 부종 개선에도 권합니다. 생강을 건조하면 따뜻한 성질이 더
강해지므로 겨울에는 가루 타입을 사용하면 좋습니다.

70 피곤할 때는
전골 요리를 먹는다

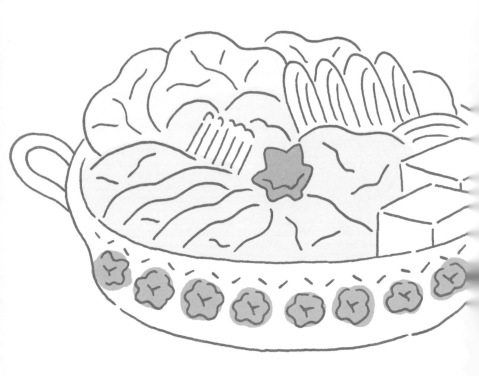

'너무 피곤한데, 뭘 먹으면 좀 기운이 날까 모르겠네.'
그럴 때는 아무 생각 하지 말고 전골을 선택하세요.

집에 있는 재료로 간단하게 만들 수 있고, 뒷정리하기도 수월합니다.
닭 가슴살이나 돼지고기를 주재료로 사용하면 피로 해소를 돕는 영양
소를 쉽게 섭취할 수 있습니다.

참고로 전골 요리는 여름에도 좋습니다.
온종일 에어컨 바람이 부는 실내에 있었다면 몸속까지 차가워져 있을
가능성이 높습니다.
몸을 따뜻하게 하며, 에너지를 보충하고, 피로를 푸는
데 전골만큼 좋은 음식이 없습니다.

71 | 된장국
한 그릇을 먹는다

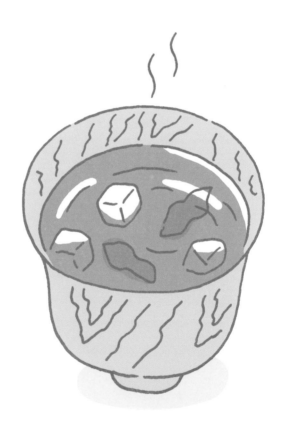

최근에는 예전처럼 자주 먹지 않지만, 된장국은 정말 장점이 많습니다.

염분이 많이 들어 있으니 짜게 먹지 않도록 주의한다면, 된장에 함유된 대두 펩타이드는 혈압을 안정시키는 효과가 있습니다.

또 된장국에 함께 들어가는 칼슘*이 풍부한 채소나 해조류 등은 **혈압을 낮추는 데도 도움을 주고, 피로 해소에도 좋습니다.**

오늘 저녁엔 비타민 B_1이 함유된 돼지고기를 넣고 끓인 된장국과 채소 반찬을 맛있게 먹으면 어떨까요?

칼슘

체세포 내에서 세포의 삼투압을 유지해줍니다. 나트륨을 배출하는 효과가 있으므로 부기가 신경 쓰이는 사람은 의식해서 챙겨 먹으면 좋습니다. 물에 잘 녹으므로 샐러드나 오렌지, 참외 등 생과일, 국으로 섭취하기를 권합니다.

'가끔은 취하도록 마시면서 맘대로 살고 싶어!'
물론 이런 날도 있지요. 하지만 과음은 좋지 않습니다.

위나 간에 부담을 주고 피로가 풀리지 않는 원인이 되
며, 잠도 깊게 잘 수 없어서 다음 날에 두통과 나른함, 부
기가 남습니다.
더욱이 과음하면 노화의 원인 물질도 늘어납니다.

적당한 음주량은 순수 알코올로 하루 평균 20g 정도입니다.
맥주는 한 병, 소주는 약 100ml 정도가 기준입니다.

혹시 이보다 더 많이 마시고 있지 않은가요?

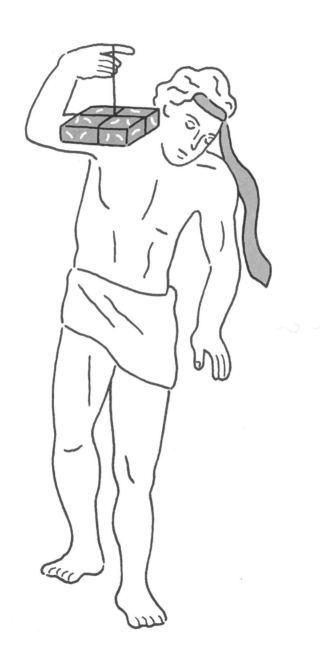

73 | 굽이 낮은
      신발을 신는다

온종일 신어도 피곤하지 않고 격식도 있으면서 다리도 날씬해 보이는 구두.
출퇴근용 구두를 살 때는 여러 가지로 신경 쓸 부분이 많습니다.
직업 특성상 굽이 있는 구두를 신어야 하는 사람이라면 피곤한 경우, 출퇴근할 때만이라도 굽이 낮은 신발을 신어보면 어떨까요?

신발은 오후에 사야 한다는 사실은 잘 알려져 있습니다.
부기가 없는 아침에 사면 저녁에 신었을 때 너무 꽉 낄 수 있기 때문입니다.

최근에는 신발도 인터넷에서 많이 사곤 합니다.
실패하지 않으려면 발 크기를 재어 사이즈 목록과 비교하는 것, 소재를 확인하는 것도 잊지 마세요.

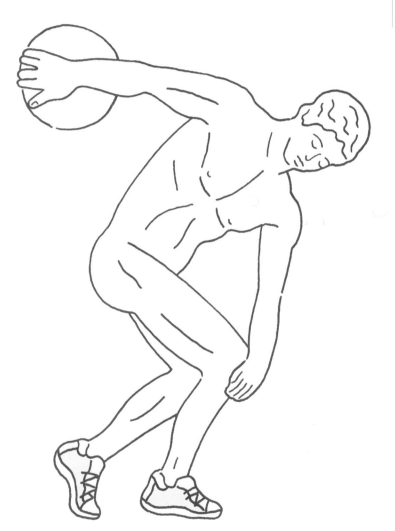

74 | 책상 서랍에 항상 미스트를 넣어둔다

공기 순환 시스템을 잘 갖춘 쾌적한 사무실이라도, 에어컨과 히터를 가동하는 계절이면 피부 건조˚가 신경 쓰일 수밖에 없습니다.

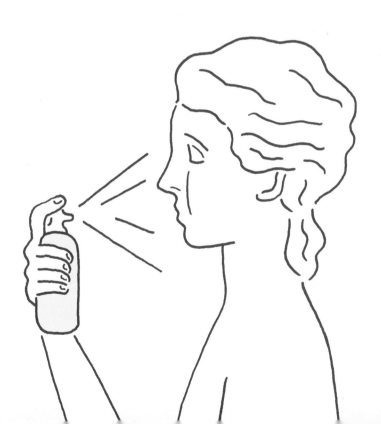

피부가 건조하면 사람이 피곤해 보입니다.

손쉬운 방법은 스프레이식 화장수, 미스트를 사용하는 것입니다.
신경 쓰이는 부위에 뿌리면 되는데, 화장이 지워질 수 있으니 화장
을 고칠 때 사용하면 좋습니다.
용량이 적은 미스트를 서랍 속에 넣어두고 화장실에 갈 때나 거울을
볼 때 수시로 뿌립니다.

특히 건조함이 신경 쓰이는 사람이라면 보습 효과가 뛰어난 미스트
를 선택하면 더 좋습니다.
본인의 피부 고민에 맞는 미스트를 찾아보세요.

피부 건조 ～～～～～～～～～～～～～～～～～～～～～～～～～～～～～～～
피부 건조가 지속되면 피부과 의사에게 상담받길 추천합니다. 건조가 지속되면 피부 장벽 기능이
손상되어 알레르기에 약해집니다. 저자극 스킨케어 제품을 사용하고 피부에 꾸준히 수분을 공급해
야 합니다. 체내 수분이 부족해지지 않도록 물을 충분히 마시는 것도 중요합니다.

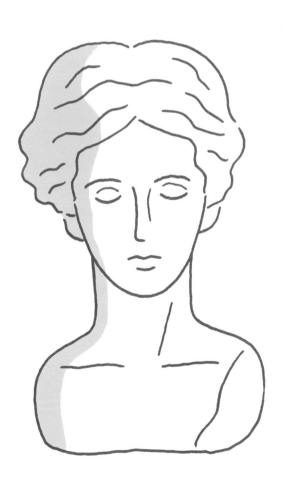

눈의 피로는 어깨 결림이나 허리 통증, 근육 피로보다 왠지 쉽게 지나치는 경향이 있습니다

컴퓨터뿐만 아니라 스마트폰이나 태블릿을 자주 사용하는 사람, TV 시청을 장시간 하는 사람은 눈을 혹사시키고 있다는 사실을 항상 기억해야 합니다.
특히 모니터를 가까이에서 보는 일을 하다 보면 눈을 깜빡이는 횟수가 적어지기 마련입니다.

모니터를 오래 집중해서 보고 있다는 생각이 들면 의식적으로 눈을 깜빡이거나 잠시 눈을 감고 쉬어보세요.
눈을 감을 채로 눈알을 위아래, 좌우로 움직이거나 빙글빙글 돌리면 좋습니다. 눈 주변 근육이 풀리면서 혈액순환을 촉진하고, 눈이 한결 가벼워진 느낌이 듭니다.

76 | 사무실에서 쓰는
의자를 바꿔본다

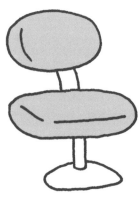

오랜 시간 앉아서* 일하는 사람에게
쾌적한 업무 환경은 "의자에 달렸다"라는 말이 있습니다.

몸에 맞지 않는 의자에 오래 앉아 있으면
허리 통증이 나타나거나 다리가 붓고,
신체 불균형이 생겨 전신에 피로가 쌓입니다.

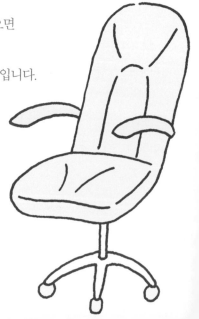

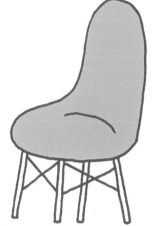

어딘지 불편하고 신경이
쓰인다면 과감히 의자를
바꿔보세요.
바꿀 수 없는 상황이라면 의자의 높이,
쿠션, 앉는 방법을 고쳐보고
조금이라도 피로가 덜 쌓이는
자세를 찾아야 합니다.

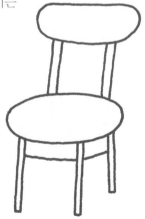

오랜 시간 앉아 있기

하루에 7시간 이상 앉아 있는 사람은 사망 확률이 높아진다고 합니다. 앉은 상태에서는 혈류가 정체하고 허리나 등에 가해지는 부담도 커집니다. 앉기 편안한 의자를 선택하고 30분~1시간에 한 번 정도 일어나서 몸을 움직이기 바랍니다.

77 │ 침실 커튼을
바꿔본다

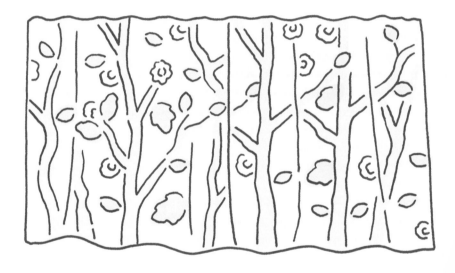

방에 걸려 있는 커튼은 무슨 색인가요?
주기적으로 세탁하고 있나요?

커튼은 한번 걸면 오랜 시간 그대로 두기 쉽습니다. 봄여름과 가을·
겨울로 나누어 한두 번씩 바꿔주면 기분 전환에 도움이 됩니다.
두 가지 커튼을 준비해 주기적으로 교체해 세탁하면 오래 사용할 수
도 있습니다.

새로 맞춘다면 색상 조합이나 소재, 프린트 등을 선택하는 과정도
즐겨보세요.
방 분위기를 바꾸면 아침에 잠자리에서 일어나는 즐거
움도 커집니다.

78 | 전구를 다른 색으로 바꿔본다

최근에는 오래 사용할 수 있고 전기세도 저렴한 LED 조명을 사용하는 사람이 많습니다.

그런데 이제 슬슬 전구를 교체할 때가 되었다면, **특히 침실 조명을 바꿀 계획이 있다면 주황색 전구로 교체해보세요.**

자기 전에는 블루라이트의 영향을 줄이기 위해 스마트폰을 내려놓기를 추천한 이유와 동일합니다. (126쪽 참고)

주황빛은 청백색 빛보다 멜라토닌°의 분비를 늘려 수면에 도움을 줍니다.

멜라토닌 〜〜〜〜〜〜〜〜〜〜〜〜〜〜〜〜〜〜〜〜〜〜〜〜〜〜〜〜〜〜〜〜〜〜〜〜
호르몬의 일종으로 밤에는 멜라토닌 분비가 서서히 늘어나면서 잠이 오게 됩니다. 그러려면 낮에 멜라토닌의 원료인 세로토닌이라는 호르몬이 잘 분비되어야 합니다. 두 호르몬의 균형을 통해 안정된 수면이 이루어집니다.

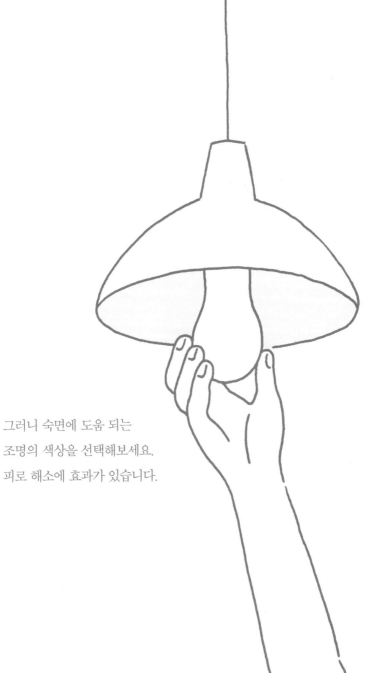

그러니 숙면에 도움 되는
조명의 색상을 선택해보세요.
피로 해소에 효과가 있습니다.

79 | 반짝이는 부분만
청소한다

너무 피곤하지만, 쉬는 날밖에 청소할 시간이 없다면?
그런데 그 청소가 대청소라면 마음이 너무 무겁고 하기도 싫습니다.

쉬는 날이면 무기력해질 정도로 매일매일 바쁘게 보내는 사람에게
추천하는 청소 요령이 있습니다.

주방 싱크대, 수도꼭지, 욕실 거울처럼 반짝이는 부분만 닦는 것입
니다. 그런 부분이 반짝반짝 빛나는 모습을 보면 청소의
만족감이 순식간에 높아집니다.

눈에 띄는 변화이므로 가족에게도 좋은 인상을 남길 수 있죠.
최근에는 반짝반짝 빛날 정도로 깨끗이 닦이는 청소 도구도 많이 판
매되고 있으니 힘들이지 않고 편하게 청소의 만족감을 느낄 수 있습
니다.

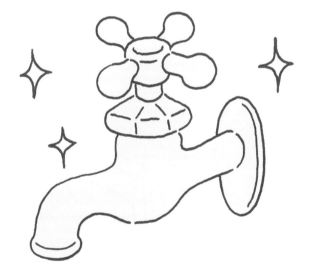

80 | 자연 친화적 컬러로
집을 꾸민다

최근 인테리어 트렌드를 보면 베이지, 브라운, 카키 등의 색상이 인기입니다.
대지와 자연을 떠오르게 하는 이런 색상은 '어스earth 컬러'라고 해서 몸에 걸치면 마음이 편안해지고, 다른 사람에게 안정된 인상을 줍니다.

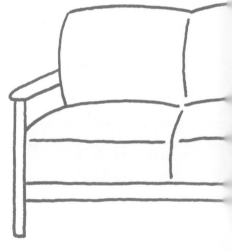

방의 인테리어에 활용하면 피로를 풀어주는 아이템이 되기도 하죠.[*] 목재나 라탄처럼 **천연 소재와 매치하면 자연 느낌이 나는 평온한 방으로 꾸밀 수 있습니다.**

큰 물건으로는 소파, 커튼, 침대 커버, 작은 물건으로는 쿠션 커버, 식탁 매트, 자주 사용하는 수건 등을 어스 컬러로 바꿔보세요. 퇴근하고 들어오면 안정감을 느낄 수 있는 편안한 집이 됩니다.

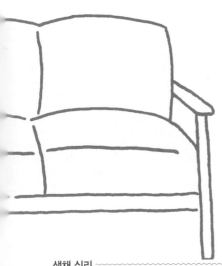

색채 심리

빨간색에서 강한 에너지를 느끼거나 녹색에서 안정감을 느끼듯이 우리는 색이 지닌 고유한 이미지에 따라 무의식적으로 영향을 받습니다. 인테리어나 물건을 선택할 때는 상황이나 목적에 맞게 색을 골라보세요.

81 | 사무실에는 파란색 소품을 늘린다

하늘과 바다의 색인 파란색을 보면 '상쾌함' '청결함' '깔끔함' '안정' '평화' 등의 이미지가 떠오릅니다.
파란색에는 집중력을 높여주고 마음을 안정시키는 심리적 효과도 있습니다.

사무실에서 사용하는 소품을 파란색으로 바꾸면 화를 억제하거나, 업무 속도를 향상시키는 효과도 기대할 수 있습니다.
업무를 얼른 끝내고 쉬는 시간이 늘어나는 효과가 있다면 정말 좋겠죠?

참고로 식욕을 억제해 과식을 방지해주는 색도 바로 파란색입니다.
스트레스 때문에 식욕이 폭발하고 있다면 파란색을 이용해보세요.

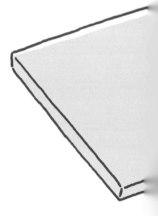

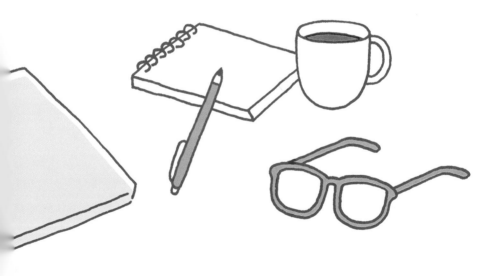

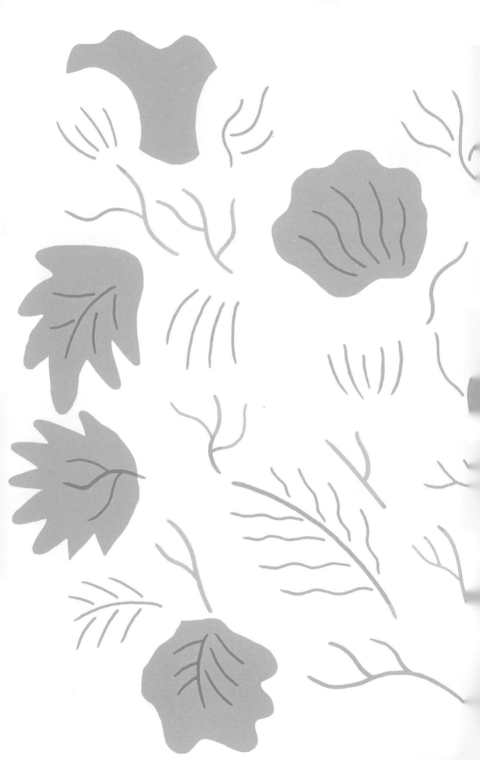

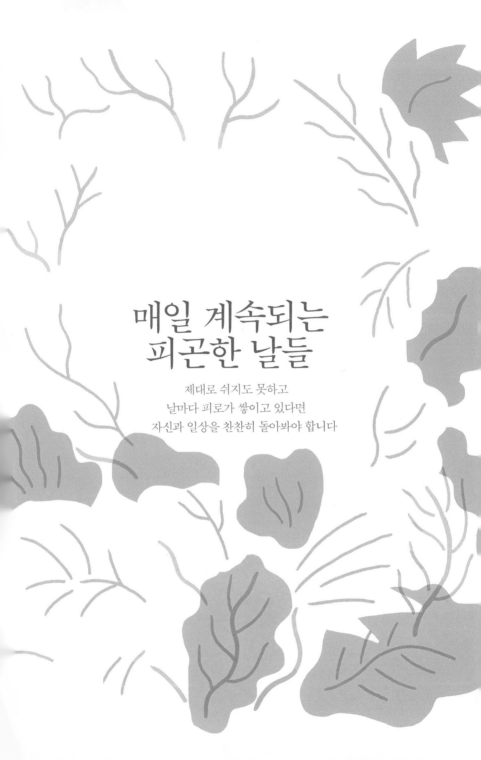

매일 계속되는
피곤한 날들

제대로 쉬지도 못하고
날마다 피로가 쌓이고 있다면
자신과 일상을 찬찬히 돌아봐야 합니다

82 | 느긋하게
산책한다

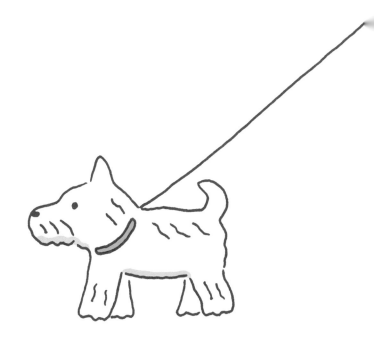

매년 걷기 운동을 하는 사람이 늘고 있습니다.
적당한 유산소 운동 효과가 있어 신경 써야 할 생활습관병이나 로코
모티브 신드롬^{Locomotive Syndrome}• 예방도 할 수 있습니다.

숨 돌릴 틈도 없이 일한 날에는 그냥 걷는다는 생각으로 힘을 빼고
느긋하게 산책하면 좋습니다.
햇볕을 쬐고 바람을 맞으면서 걸으면 머리가 맑아지고,
기분이 상쾌해집니다.
몸과 마음에 좋은 영향을 미칩니다.

걷다 보면 업무 관련 아이디어나 좀처럼 떠오르지 않는 어떤 사람의
이름, 오늘 저녁 메뉴 등 고민했던 일의 답이 문득 떠오를지도 모릅
니다.

로코모티브 신드롬
'운동기능저하증후군'으로도 불리는 질환으로, 뼈·척추·관절·신경·근육 등 운동과 관련한 기관
이 약해져 통증이 생기고, 나중에는 걷는 데 어려움을 느끼게 됩니다.

83 | 목 주변을 따뜻하게 한다

추위는 스트레스의 원인이기도 합니다. 자율신경을 교란해 피로가 쉽게 쌓입니다.
특히 근육량이 적은 여성은 몸이 쉽게 차가워지는데, 특히 목·손목·발목은 근육량이 유난히 적어서 추위의 영향을 잘 받는 부위입니다.

수족냉증이나 저체온증에 효과 있는 혈자리인 '양곡陽谷*'은 손목, '양보陽輔*'는 발목 부위에 있습니다.

겨울에는 머플러, 손목까지 덮는 장갑, 니삭스나 레그 워머 등으로 **목·손목·발목을 신경 써서 따뜻하게 해주세요.**

에어컨으로 몸이 차가워지는 여름에는 스카프를 들고 다니면 언제 어디서나 활용할 수 있습니다. 반대로 더울 때는 목의 온도를 낮추는 용도로도 사용할 수 있습니다.

양곡

손등에서 새끼손가락 쪽 손목의 튀어나온 뼈 위의 움푹 파인 곳. 자극하면 손의 통증이나 어깨 결림 등에 효과가 있습니다.

양보

발 바깥쪽에 있는 복사뼈에서 손가락 5개 폭 정도 올라간 지점. 자극하면 허리 통증이나 수족냉증 등에 효과가 있습니다.

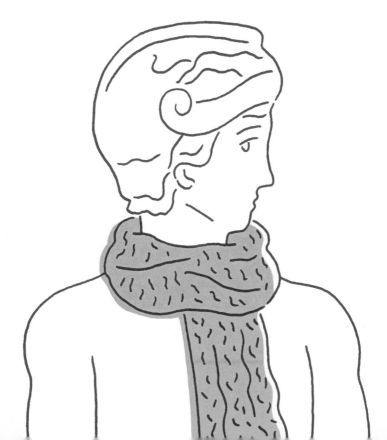

84 | 긴장을 풀어주는 아로마 오일을 사용한다

식물에서 추출한 아로마 오일*을 사용해 마음이나 몸 상태를 가다듬는 아로마테라피.
아로마 오일에는 다양한 종류가 있고, 향기도 각기 다르고 효능도 다릅니다.

'푹 자고 싶을 때'
'긴장감에서 벗어나고 싶을 때'
'눈의 피로나 어깨 결림을 완화하고 싶을 때'는
라벤더나 캐머마일을 추천합니다.
피로 해소에는 자몽, 레몬, 유자 등의 감귤류가 좋죠.

아로마 램프를 이용하면 부드러운 빛 덕분에 마음도 편안해집니다.

아로마 오일 ～～～～～～～～～～～～～～～～～～～～～～～～～～
식물에서 추출해 농축한 순도 높은 오일입니다. 피부 알레르기를 일으키거나, 아기나 임산부에 맞지 않는 제품도 있으므로 의사와 상담한 후 주의 사항을 잘 확인하고 사용합니다.

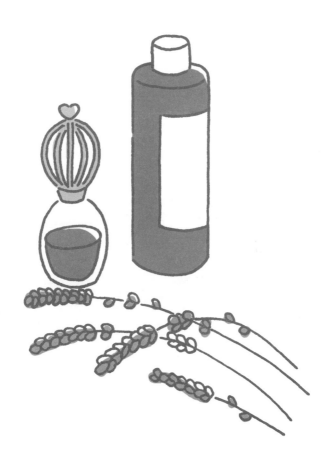

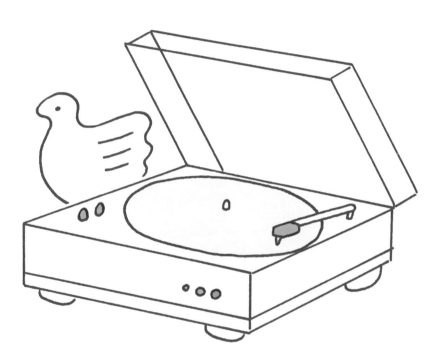

힐링 음악, 수면용 배경음악, 마음이 편안해지는 음악.

최근에는 피로를 풀어주는 음악을 모아 들려주는 CD나 앱, 유튜브 등이 많습니다.

만약 자기 전까지 TV 보는 습관이 있다면 잠자리에 들기 30분~1시간 전에는 좋아하는 음악으로 분위기를 바꿔봅니다.
가사가 있는 곡은 내용에 집중하느라 뇌가 쉴 수 없으니 **마음이 편안해지는 연주곡이나 클래식 음악, 자연을 좋아한다면 파도 소리도 좋습니다.**

음악을 듣는 동안 조금씩 졸립다면 부교감신경이 우위가 되어 안정감을 느끼고 있다는 뜻입니다.

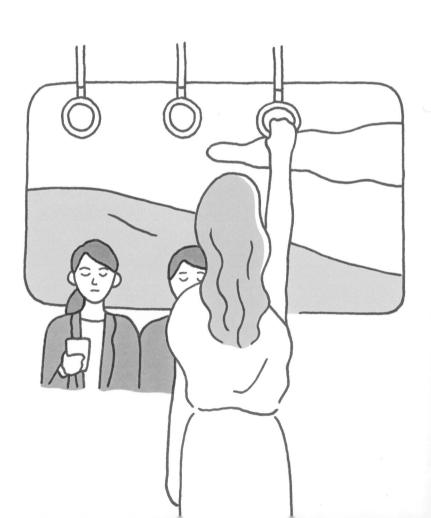

우리 몸은 기본적으로 눈 표면을 촉촉하게 유지하는 능력을 지니고 있습니다. 그 능력이 떨어지면서 생기는 것이 안구건조증입니다. 안구 질병의 일종으로 눈의 피로가 원인입니다. 그 밖의 원인으로는 건조한 환경, 콘택트렌즈, VDT증후군* 등을 꼽을 수 있습니다.

성별로 비교해보면 여성이 남성보다 쉽게 안구건조증에 걸린다고 합니다.

눈이 건조하다고 느낄 때 곧바로 해야 할 일은 눈을 쉬게 하는 것입니다. **잠시 눈을 감거나 따뜻하게 하거나 먼 곳을 바라보는 것도 좋은 방법이죠.** 회사에서 쉬는 시간에 잠시 창밖을 보거나, 출퇴근 시간에 차창 밖으로 먼 곳을 바라보며 눈을 쉬게 하는 것도 중요합니다.

VDT증후군 ⁓⁓⁓⁓⁓⁓⁓⁓⁓⁓⁓⁓⁓⁓⁓⁓⁓⁓⁓⁓⁓⁓⁓⁓⁓⁓⁓⁓⁓⁓⁓⁓⁓⁓⁓⁓
디지털 기기의 디스플레이를 오랜 시간 보며 작업하는 등 눈을 혹사했을 때 안구건조증과 어깨 결림 등이 한꺼번에 생기는 증상입니다.

아침에는
태양 빛 샤워를 한다

우리 몸을 움직이는 중요한 요소인 호르몬.
그 일종인 세로토닌의 별명은 '행복 호르몬'입니다.
몸과 마음의 균형을 잡아주는 중요한 호르몬으로, 질 좋은 수면을
유도하는 호르몬인 멜라토닌을 만드는 원료가 되기도 합니다.

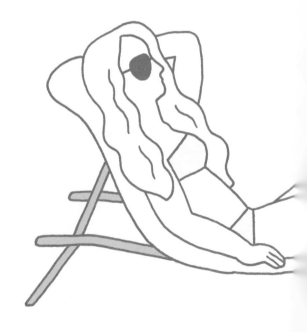

세로토닌의 분비를 촉진하는 방법 중 하나가 아침의 태
양 빛을 쬐는 것입니다.

날씨가 좋은 날에는 일어나서 정원이나 베란다로 나가거나, 동네를
걸으며 산책을 즐겨보세요. 아침에는 자외선도 약하니 안심하고 산
책하기에 좋습니다.

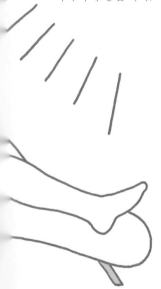

88 | 감동으로 뇌를 활성화한다

피로를 느끼는 것은 몸이 아니라 뇌에 있는 자율신경 때문이라는 이론이 있습니다.
피로를 해소하기 위해 뇌를 쉬게 하는 방법도 좋지만, 뇌를 적극적으로 활성화해 기분을 전환하는 방법도 있습니다.

방법은 간단합니다.
우리 뇌는 감동을 하면 활성화됩니다.
음악을 듣거나 영화를 보고 예술 작품을 즐기거나 멋진 자연을 감상하는 등 주변에서 감동을 느낄 수 있는 체험을 하나하나 찾아보는 것입니다.

감동은
몸과 마음 모두에 긍정적인 효과를 가져옵니다.

89 | 반려동물을 쓰다듬는다

기르고 있는 강아지나 고양이에 대해 쉴 새 없이 이야기하는 사람을 보면 정말로 즐겁고 행복해 보입니다.

반려동물을 쓰다듬거나 안아줄 때 우리 몸에서는 '옥시토신'이라는 호르몬이 분비됩니다. 엄마가 아기를 안을 때도 같은 호르몬이 분비 되지요.

'애정 호르몬'이라는 별명이 있을 정도입니다. .

옥시토신은 스트레스를 없애고 통증을 개선해주며, 마음을 평온하게 해 행복감을 주는 효과가 있습니다.

사랑하는 강아지와 고양이 이야기만 해도 행복해지는데, 안고 쓰다듬으면 얼마나 더 행복할까요? 고양이 카페나 강아지 카페, 강아지와 정해진 시간 동안 함께 산책하는 서비스도 있다고 하니 한번 이용해보는 것도 좋습니다.

90 | 마음껏
수다를 떤다

여자라면 자신을 속속들이 잘 아는 친구와 마음껏 수다*를 떠는 것
만큼 행복한 시간이 없습니다.

집이나 회사에서는 말할 수 없는 이야기를 시원하게 털어놓았을 때
친구들이 "맞아, 맞아"라며 공감해주면 피로와 화가 눈 녹듯이 사라
집니다.

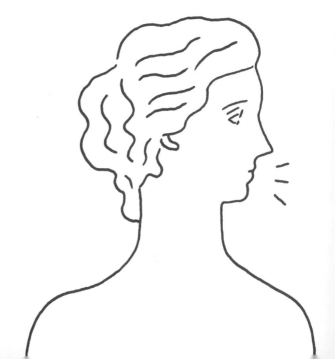

수다 효과

이야기할 때, 즉 언어로 무언가를 표현할 때는 좌뇌에 있는 언어 중추가 작용합니다. 이와 동시에 감정을 담거나 상대의 기분을 읽어내기 위해 우뇌도 작용합니다. 이 밖에 기억을 담당하는 해마 등이 작용해 수다를 떠는 동안 뇌가 활성화됩니다.

무엇보다 좋은 것은 함께 했던 체험과 추억을 바탕으로 까르르 웃거나, 감동할 수 있다는 것입니다.
수다를 떨고 웃으며 맛있는 음식을 먹으면
내일을 위한 활력이 솟아납니다.

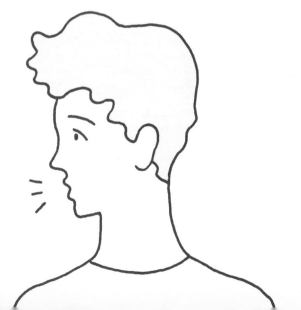

네일 케어로
기분 전환을 한다

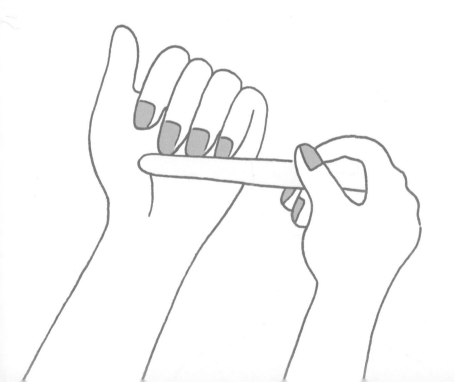

외출이 잦거나 사람들과 만나야 하는 약속이 많아서 피곤한 경우,
짧더라도 집에서 조용히 보내는 시간을 만들어야 합니다.

아무것도 하기 싫을 정도로 지쳤다면 짧은 시간에 집중할 수 있는
취미 생활을 해보면 어떨까요?
예를 들면 셀프 네일 케어.
손톱 길이나 모양, 손톱 표면을 가다듬은 후, 손 마사지도 해보세요.
마지막으로 베이스코트를 바르면 반짝반짝 빛나는 손톱 완성.
직접 관리했다는 만족감으로 기분이 훨씬 좋아집니다.

자신을 관리하는 데 시간을 쓰는 행동, 즉 자신을 소중
히 여기는 행동은 마음을 편안하게 만들어줍니다.

잠이 오지 않을 때 따뜻한 우유를 마시라는 이야기를 많이 합니다.

따뜻한 음료를 마시면 위가 따뜻해져 몸을 휴식 상태로 만드는 부교
감신경이 우위가 됩니다.
잠자는 동안 쉽게 생기는 탈수 현상도 예방할 수 있습니다.

하지만 우유의 칼로리가 신경 쓰인다면 캐머마일차나 로즈차처럼
디카페인 허브티, 따뜻한 물(134쪽 참고)을 마셔도 좋습니다.
교감신경을 자극할 수 있으니 **너무 뜨거운 음료는 피합니다.**

93 | 유제품으로
수면의 질을 높인다

잠을 충분히 자지 못한다는 사람의 비율이 매년 늘고 있습니다. 불면은 피로가 풀리지 않는 주요한 원인으로, 수면의 질을 높일 방법을 진지하게 고민해봐야 합니다.

불면을 개선하는 방법 중 하나가 바로 식사입니다. 잠을 부르는 멜라토닌 호르몬의 분비를 촉진하려면 정신을 안정시키는 세로토닌이라는 호르몬이 필요합니다. 그 세로토닌을 만드는 것은 '트립토판*'이라는 필수아미노산으로 다양한 식품의 단백질에 들어 있죠.

그중에서도 쉽게 섭취할 수 있는 것이 우유, 치즈 등 유제품입니다.

사실 트립토판은 우유에서 찾아낸 성분이기도 합니다.
의식적으로 '매일 유제품 한 가지를 먹어야지!' 하고 기억하세요.

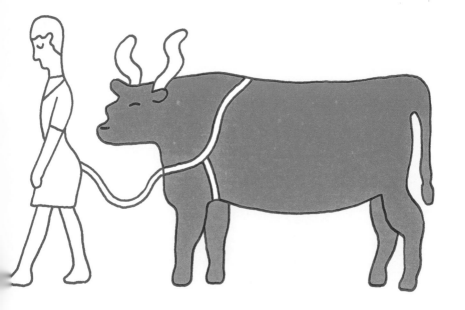

트립토판

뇌에서 세로토닌을 만들어내는 필수아미노산. 체내에서 만들 수 없으므로 식사를 통해 섭취해야 합니다. 유제품을 비롯해 대두나 달걀, 바나나 등에도 들어 있습니다. 고기나 생선에도 있지만, 트립토판의 흡수를 방해하는 아미노산도 들어 있으므로 탄수화물이나 비타민 B6와 함께 섭취합니다.

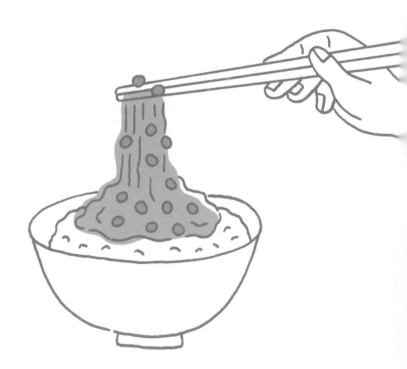

트립토판이 함유된 식품으로는 두유, 유제품, 바나나, 청국장 등이 있습니다.

청국장은 발효 식품*이라서 소화 흡수도 잘되고 장내 환경을 개선하는 등 수면의 질을 높여주는 것 이외에도 다양한 효과가 있습니다.

숙면을 위해 의식적으로 트립토판을 섭취하려 한다면 이런 식품들을 아침에 먹어야 가장 좋습니다.

수면 호르몬인 멜라토닌은 어두워졌을 때 분비가 활성화되므로 활성화할 시간을 충분히 주기 위해 그 원료가 되는 **트립토판이 함유된 음식은 아침에 섭취해야 멜라토닌이 활성화할 충분한 시간을 줄 수 있습니다.**

발효 식품 〰〰〰〰〰〰〰〰〰〰〰〰〰〰〰〰〰〰〰〰〰〰〰〰〰〰〰

곰팡이균, 효모균, 세균이라는 세 종류의 미생물이 음식물의 당이나 단백질을 분해해 만드는 식품. 부패도 마찬가지로 균이 작용해 음식물이 변하는 것이지만, 사람이 먹을 수 있는 유익한 것은 발효, 사람이 먹을 수 없는 유해한 것은 부패라고 부릅니다.

95 | 아침에
바나나를 먹는다

아침에 이미 우유를 먹고 있다면 바나나도 곁들여보세요.

아미노산의 일종인 트립토판에서 행복 호르몬인 세로토닌을 만들
어내려면 비타민 B_6, 니아신, 마그네슘 같은 영양소의 도움이 필요
합니다.
이 모든 것을 함유하고 있는 식품이 바나나입니다.

식사를 통해 세로토닌의 분비를 촉진하고, 하루를 행복하게 보낼 수
있습니다.

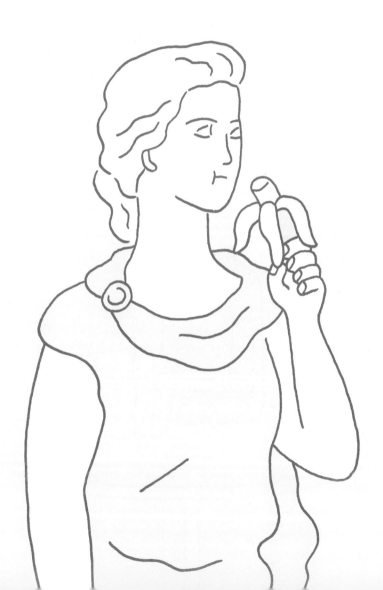

자기 전에는
술을 피한다

일을 마치고 술 한잔 마시면 온몸과 어깨에 잔뜩 들어간 힘이 쓱 풀리는 느낌이 듭니다.

'이 한잔을 위해 오늘도 열심히 살았지!'라고 생각하는 사람도 있겠지요. 하지만 너무 많이 마시면 안 됩니다.

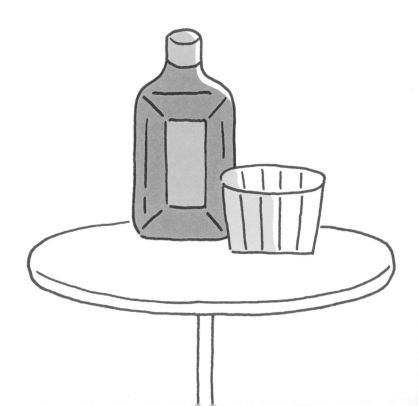

특히 자기 직전의 음주는 다음 날 피로를 남깁니다.

자기 전 한잔으로 몸과 마음이 노곤해져서 기분 좋게 잠이 드는 것 같지만, 알코올이 교감신경을 자극해 숙면을 방해합니다.

또 알코올 효과로 쉽게 잠들 수 있을지는 몰라도 알코올 분해가 끝나고 그 효과가 사라지면 도중에 잠이 깨고 맙니다.
술을 마시려면 잠들기 2시간 전까지 적은 양이 적당합니다. 그래야 잠도 깊어지고 다음 날 아침에도 상쾌하게 일어날 수 있습니다.

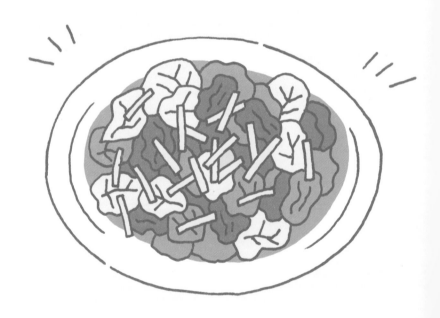

'전자레인지 가열 요리'를 이용해본 적 있나요?

생채소나 육류, 조미료가 함께 포장된 반조리 식품은 그대로 전자레인지에 가열만 하면 순식간에 요리가 완성됩니다.
접시에 담으면 집에서 정성 들여 만든 요리처럼 보이고,
완조리 식품이나 배달 음식보다 죄책감도 없습니다.

'오늘은 도저히 저녁 식사를 준비할 기운도 없다' 싶을 때는 반조리 식품으로 간편하게 식사하세요.
물론 신선한 요리가 가장 좋지만, 지친 자신을 위해 편리한 제품도 한번 이용해보세요.

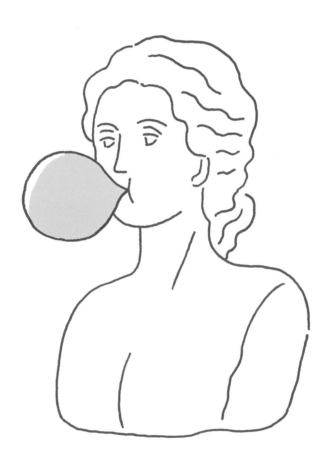

저작 운동을 하면 비만 방지, 구강 질병 예방, 두뇌 발달, 위장 환경 개선 등 다양한 건강 효과를 기대할 수 있습니다.

껌을 씹는 것만으로도 뇌가 활성화해 집중력이 높아지거나, 행복 호르몬인 세로토닌의 분비가 촉진되어 진정 효과가 있다고 하죠. **일하는 도중 피로감이 느껴져도 책상을 벗어날 수 없을 때는 껌을 씹어보세요.**

졸음이 확 달아나거나 피로를 줄여주는 등 다양한 종류의 껌을 선택할 수 있습니다.

99 | 밥 대신
식혜를 마신다

"너무 피곤해서 밥이 잘 넘어가지 않아."

이럴 때는 식혜 한 컵을 마셔보세요.

식혜는 '마시는 링거'라고도 합니다.

포도당이나 비타민 B군처럼 에너지를 보충하는 데 빼놓을 수 없는 영양소가 들어 있어 피로 해소를 도와줍니다.

식혜에 체온을 높여주는 다진 생강이나 진정 효과가 있는 유자 껍질을 더하면 맛도 효과도 좋아집니다.

피로 해소 등에 좋은 시나몬 파우더를 뿌려서 마셔도 좋습니다.

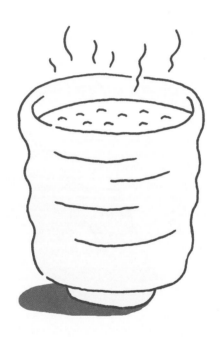

100 | 따뜻한 색 소품으로 식욕을 돋운다

식욕은 너무 많아도 문제지만, 없어도 문제입니다.
식사량이 줄어들면 필요한 에너지를 제대로 보충할 수 없고, 만성
피로가 생기기도 합니다.

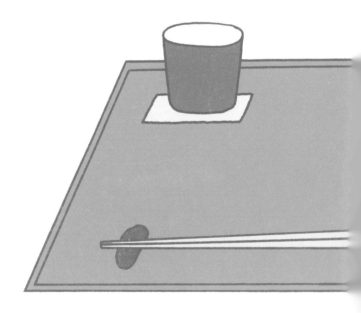

왠지 식욕이 없거나 먹고 싶은 생각이 안 들 때에는 접시나 식탁 매트 등 식탁에서 사용하는 물건을 빨간색, 주황색, 노란색 같은 따뜻한 색으로 바꿔보세요.

따뜻한 계열의 색에는 식욕 증진 효과와 기분도 좋아지는 효과가 있습니다.

단, 식욕이 없는 상태가 지속된다면 반드시 의사의 상담이 필요합니다.

101 | 귀를
       마사지한다

지압이나 마사지를 받아봤다면 '반사구'라는 단어를
들어본 적이 있을 것입니다.

반사구는 각 장기와 연결된 말초 신경*이 집중된 지점으로, 발바닥이나 손바닥 그리고 귀에 주로 분포되어 있습니다.

귀는 머리의 반사구로, 귀를 만지면 마음이 진정됩니다.

양쪽 귀를 손가락으로 잡아서 위아래나 양옆으로 잡아당기거나 돌리기만 해도 스트레스를 완화시키는 효과가 있습니다.
아울러 내이*에도 자극을 줄 수 있습니다.

말초 신경

뇌나 척추 등 중추 신경에서 갈라져 나와 전신에 분포하는 신경 중 하나. 내장 등의 기능을 담당하는 자율신경, 손발을 움직이는 운동 신경, 뇌에 느낀 것을 전달하는 감각 신경이 있습니다.

내이

귀의 가장 안쪽에 있는 기관. 몸의 균형을 유지하는 기능이 있어 어지럼증이나 귀울림은 내이의 이상으로 발생합니다.

102 | 만성 비염을 의심한다

지속적으로 목이 따끔거리거나 결리고, 두통, 어깨 결림이 있는 등
원인을 알 수 없이 계속해서 컨디션이 안 좋은 경우가 있습니다.

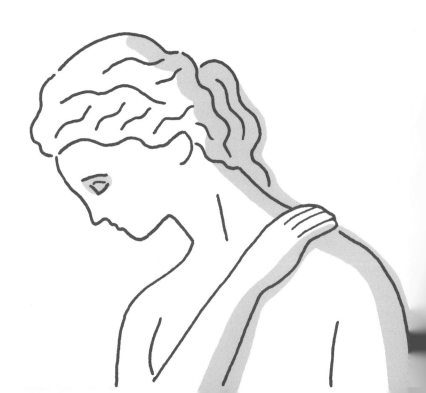

피곤해서 그런가 생각하지만, 사실은 만성 비염이 원인
일 수도 있습니다.

기도 위쪽에 있는 상인두*에서 일어나는 질환으로, 이 부위는 림프
구가 바이러스나 세균 등 외부의 적과 싸우는 곳입니다.
적과 싸울 때 발열이나 부종 등 염증이 생기는데, 이것이 바로 비염
이죠.

상인두의 만성적 염증은 면역이나 호르몬 관련한 수많은 컨디션 악
화와 연관이 있으며, 편두통이나 신장병의 원인이 되기도 합니다.

상인두 ～～～～～～～～～～～～～～～～～～～～～～～～～～～～～～～～
기도 윗부분에 해당하며 코로 들어온 공기가 합류하는 곳입니다. 따라서 공기 중에 있는 먼지나 바
이러스 등이 우리 몸과 가장 먼저 만나는 장소이기도 합니다.

103 │ 만성 비염의
       │ 원인

만성 비염의 원인은 무엇일까요?
감기가 제대로 낫지 않은 상태에서 체질적 문제와 더불어 자율신경
의 균형이 무너지는 것도 한 가지 원인이 됩니다. 또 저기압이나 수
족냉증, 수면 부족도 영향을 미치죠.

목에 뭔가 불편함이 느껴지거나 귀밑 부분을 손가락으
로 눌렀을 때 통증이 느껴지는 사람은 만성 비염일 수
있습니다.
전문 의료 기관의 진찰을 받아보는 것이 바람직합니다.

그리고 무엇보다 스트레스를 쌓아두지 않는 것, 잠을 푹 자는 것이
중요합니다.

매일 쌓이는 피로와 스트레스는 재빨리 풀어야 합니다.
코 세척을 하거나 목덜미에 따뜻한 물주머니를 대는 것, 목을 가볍
게 마사지하는 것도 도움이 됩니다.

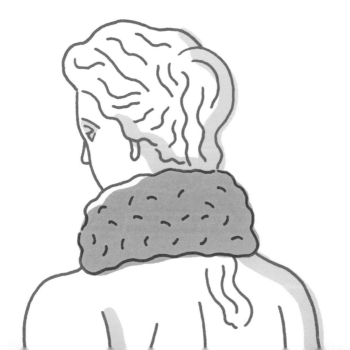

104 | 산소 부족이 아닌지
확인한다

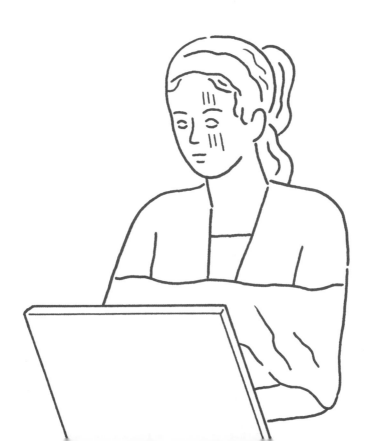

중요한 일을 하거나 시험공부를 할 때처럼 무언가에 집중하고 있는
상황을 떠올려보세요.
숨소리마저 잦아들어 호흡이 얕아진 경우가 있습니다.

호흡이 얕아지거나 호흡 리듬이 좋지 않다면 몸속의 산소가 부족해
져 그것만으로 쉽게 피로해집니다.

우리는 하루에 2만~3만 회 정도 호흡을 합니다.
'숨 쉬는지조차 잊고 있었네!'라는 생각이 들지 않도록
긴장하거나 집중할 때일수록 호흡을 의식해보세요.

| 입이 아니라
코로 숨을 쉰다

입으로 숨을 쉬면 감기 등의 바이러스가 직접 침입해 병에 걸리기
쉽고, 입속이 말라 침의 양이 줄어들어 입 냄새나 충치의 원인이 되
기도 합니다.
그래서 입보다 코로 하는 호흡이 좋다고 하지요.

자고 일어나서도 항상 피곤하다면 자는 동안 입으로 호흡하면서 수
면 방해가 일어났을 가능성이 큽니다.
입을 벌린 채 자면 코를 골기 쉽고, 잠도 얕아서 다음 날
아침에 '잠자는 시간은 충분한데 피로가 풀리지 않는다'
는 기분이 듭니다.

코로 호흡하기 위해 신경을 써보세요.
자는 동안 입이 벌어지지 않도록 도와주는 입 벌림 방지 제품을 사
용하는 것도 추천합니다.

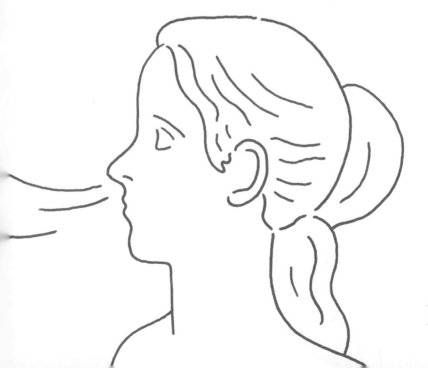

106 │ 숫자를 세면서
천천히 길게 호흡한다

심호흡은 몸과 마음을 가다듬는 데 빼놓을 수 없는 좋은 방법입니다.
하지만 심호흡이나 코호흡이 좋다는 사실을 알고 있어도 업무나 집
안일에 쫓기다 보면 좀처럼 실천하기 어렵습니다.

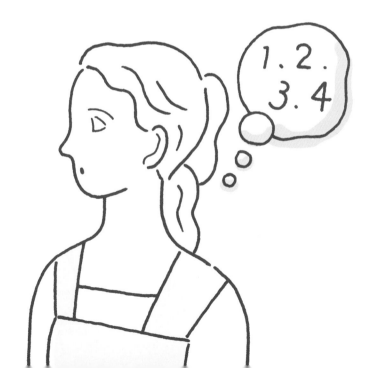

그럴 때는 호흡수를 세면서 복식 호흡*을 해보세요.

마음속으로 1부터 4까지 세면서 코로 숨을 들이마시고, 1부터 7까지 세면서 숨을 참습니다.

그리고 1부터 8까지 세면서 입으로 숨을 내뱉습니다.

숫자를 천천히 세면서 호흡하고, 시간을 들여 횡격막의 움직임을 의식합니다.

횡격막에는 자율신경이 모여 있어서 자율신경의 균형을 회복할 수 있습니다.

식사 시간이나 화장실에 갈 때 등 틈틈이 '길고, 깊게'를 의식하면서 호흡해보세요.

복식 호흡 ～～～～～～～～～～～～～～～～～～～～～～～～～～～

횡격막을 위아래로 움직여서 배를 나오게 하거나 들어가게 하는 호흡법. 한편 갈비뼈를 벌리거나 닫는 호흡법을 흉식 호흡이라고 합니다.

주말에는
꽃을 산다

꽃은 보기만 해도 기분이 좋고 마음이 차분해집니다.
꽃 한 송이로 집 안을 장식하면 눈에 보일 때마다 마음이 평온해지지
요. 꽃집에서 수많은 종류의 꽃 중 하나씩 고르는 즐거움도 큽니다.

주말에는 꽃집에 들러 바빠 보이는 가족이나 친구에게 꽃을 선물해
보세요. 분명 기뻐할 겁니다.

'희망'을 의미하는 거베라, '다시 행복이 찾아온다'는 은방울꽃, '배
려'를 의미하는 양귀비, '행복'과 '신뢰'를 의미하는 수레국화 등 아
름다운 꽃말도 마음에 위안을 가져다줍니다.

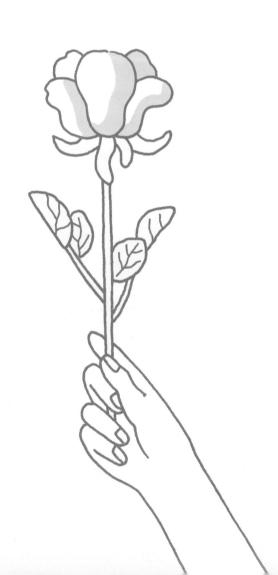

날씨가 흐릴 때나 기압 변화가 있을 때 두통, 어지럼증, 저혈압, 우울
증 등이 심해지거나 그런 증상으로 고민한 적이 있나요?

기상의 변화가 원인인 이런 질병을 '기상병'이라고 합니다.
귀가 민감한 사람이 잘 걸린다는 연구 보고가 있습니다.

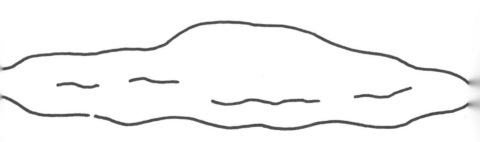

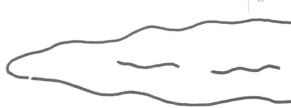

내이가 기압의 영향을 받으면 자율신경이 지나치게 자극되어 교감 신경과 부교감신경의 균형이 무너지고 맙니다.
이 불균형이 다양한 증상으로 나타나는 것이죠.
피로가 풀리지 않고 몸이 나른하다고 느껴진다면 사실 은 기상병일지 모릅니다.

이런 때야말로 규칙적인 생활에 더욱 신경을 써야 합니다. 그래도 컨디션이 계속 좋지 않다면 병원에 가보기를 권합니다.

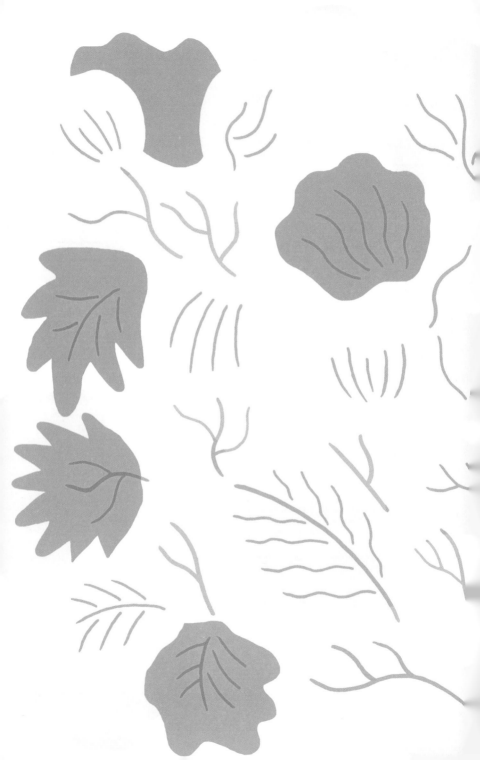

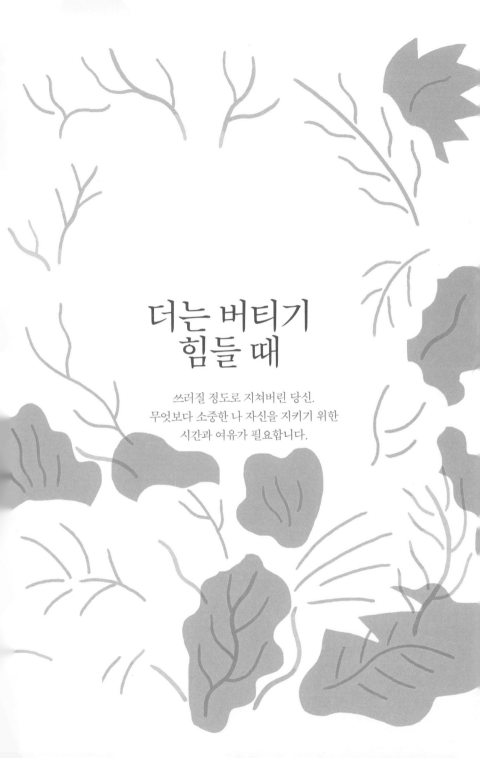

더는 버티기
힘들 때

쓰러질 정도로 지쳐버린 당신.
무엇보다 소중한 나 자신을 지키기 위한
시간과 여유가 필요합니다.

109 │ 생리불순이라면
다이어트를 멈춘다

쾌적한 일상생활을 보내고 있는지 가늠하는 중요한 기준이 바로 생리 상태입니다.

생리가 순조롭고 평소처럼 진행되고 있다면 좋지 않던 몸 상태도 자연스레 회복되고, 조금 쉬고 나면 몸이 편안해집니다.

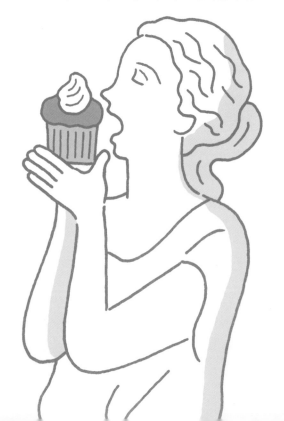

그러려면 여성 호르몬의 균형이 무너지지 않도록 규칙적 생활과 식사를 신경 쓰는 것이 무엇보다 중요합니다.

다이어트 중이라면 더욱더 주의해야 하죠. **무리한 다이어트는 생리불순*을 일으킵니다. 극단적인 칼로리 제한은 물론이고, 불균형한 영양 섭취 등을 피해야 합니다.**

피곤할 때는 피로를 해소하는 것이 최우선이어야 합니다. 다이어트는 잠시 멈춰주세요.

생리불순 ~~~~~~
생리가 시작된 후부터 다음 생리가 시작되는 전날까지를 생리주기라고 합니다. 정상적인 경우, 25~38일 이내의 주기로 생리가 일어납니다. 항상 28일 주기였는데 이번 달만 35일이 된 경우에는 정상 범위에 해당하지만, 20일 주기였다가 40일 이상 주기였다가 하는 등 주기가 들쑥날쑥한 경우에는 생리불순에 해당합니다.

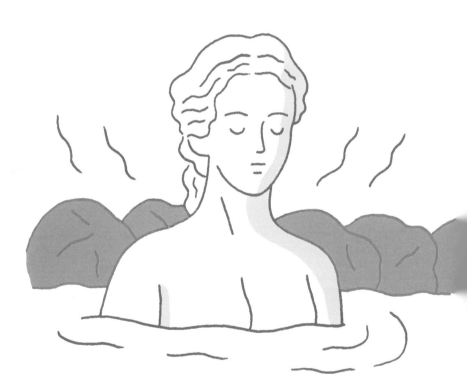

주말에는 회사와 집안일을 모두 잊고 잠시 교외로 나가 온천욕을 즐겨보면 어떨까요?

따뜻한 물로 몸의 피로를 풀고, 맛있는 음식을 먹으며 평소와 다른 풍경을 즐기다 보면 몸도 마음도 재충전됩니다. 하루짜리 여행으로도 충분합니다.

단, 너무 뜨거운 물에 들어가거나 모처럼 왔다는 생각에 오랫동안 탕에 들어가 있으면 오히려 피로가 쌓일 수 있습니다.

피로를 푸는 데는 무엇보다 무리하지 않는 것이 가장 중요합니다.

111 | 나를 위한 선물로
미용 관리를 받는다

여행이나 온천도 힘들다면 집 주변의 숍에서 미용 관리를 받는 것도
좋습니다.
이동 거리도 짧아 쉽게 갈 수 있고, 피로도 빨리 풀 수 있죠.
얼굴 관리는 물론, 림프 마사지나 헤드 스파도 좋습니다.

편안한 마음으로 휴식을 취하며 피부는 반짝반짝, 머리
카락은 찰랑찰랑해지는 마법 같은 시간.
꼭 비싼 곳이 아니어도 자신을 관리하면서 마음까지 반짝반짝해집
니다.

나를 위한 주말을 보내면
활기 넘치는 월요일을 맞이할 수 있습니다.

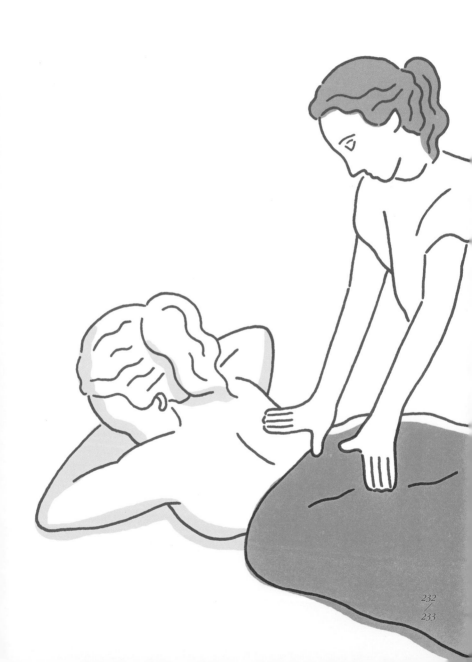

좀처럼 풀리지 않는 스트레스.
우리 몸은 스트레스를 느끼면 교감신경이 우위가 되어 짜증 지수가
높아집니다.
이런 상태가 지속되면 기분 좋게 잠을 잘 수도 없지요.
피부나 위장 상태도 나빠지고 기분도 가라앉기 십상입니다.

잠자리에 들기 전,
**다른 사람에게는 말할 수 없던 화난 일, 실망한 일 등을
그대로 노트에 써보세요.**

생각을 토해내다 보면 의외로 속이 시원해집니다.
복잡했던 생각이나 마음도 정리할 수 있죠.

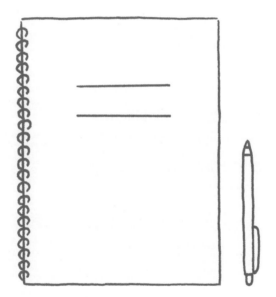

113 │ 단 음식을 끊는다

지쳤을 때 단 음식을 먹으면 행복해집니다.
즐거움이 되기도 하지만, 단 음식은 가능하면 피하는 것이 좋습니다.

그 이유는 바로 혈당치에 있습니다.
당질이 많이 들어 있는 **단 음식을 먹으면 혈당치가 급격히**
올라가고 또 급격히 내려갑니다.
그러면 호르몬 변화가 생겨 쉽게 화가 나거나 졸음이 쏟아져 결국
작업 효율은 올라가지 않고 피로만 더 쌓입니다.

오후 시간 입이 심심할 때는 견과류를 추천합니다. 마음이 금방 진
정될 것입니다.

숙면을 하고 일어난 아침은 정말이지 기분이 상쾌합니다.

좀처럼 잠에서 깨지 못하는 사람은 스마트폰으로 알람 앱을 이용해
보세요.

잠자는 도중에는 깊은 잠 상태인 논렘 수면과 얕은 잠 상태인 렘 수
면이 반복되는데, 앱을 이용하면 렘 수면일 때 알람을 울리게 지정
할 수 있습니다.

덕분에 숙면을 방해하지 않고 수월하게 잠에서 깰 수 있
습니다.

수면 상태를 기록하는 기능도 있으니 잠을 잘 자고 있는지 알고 싶
은 사람이나 피로를 제대로 풀고 싶은 사람에게 추천합니다.

115 | 규칙적으로 식사한다

하루에 두세 번의 식사를, 되도록 정해진 시간에 하면 살이 잘 찌지 않는 체질로 만들 수 있습니다.
동시에 자율신경을 조절하는 데도 큰 도움이 됩니다.

아무 때나 식사하거나, 기상 시간 또는 취침 시간이 매번 달라지면 교감신경과 부교감신경의 균형이 무너져 피로나 **초조함**을 비롯한 컨디션 악화를 일으키는 원인이 됩니다.

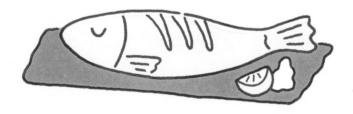

너무 바빠서 정해진 시간에 식사할 수
없는 상황이라도 가능한 한
규칙적으로 먹을 수 있도록
신경 써보세요.

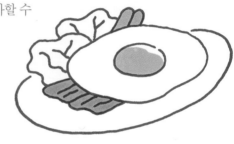

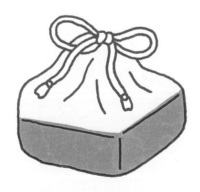

116 | 제철 요리를 먹는다

한의학의 지혜를 바탕으로 하는 요리를 '한방 요리'라고 합니다. 한방 요리에서는 주로 각 계절에 먹으면 좋은 제철 식재료를 사용합니다. 색으로도 어느 정도 구별할 수 있죠.

이 개념을 요리에 도입하면 피로나 컨디션 악화를 해소하는 데 도움이 됩니다.

봄 ― 파란색이나 초록색 식재료
셀러리, 유채꽃, 죽순, 양배추, 산나물, 미역, 아보카도 등

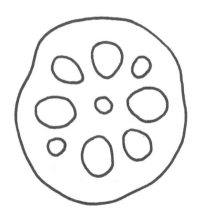

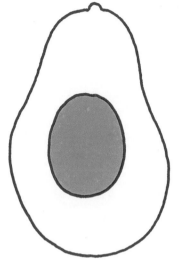

여름 ― 빨간색 식재료
토마토, 가지, 수박, 양파, 복숭아,
팥, 문어, 정어리, 소고기 등

장마 ― 노란색 식재료
옥수수, 호박, 파프리카, 망고, 감자, 대두 등

가을 ― 하얀색 식재료
참마, 연근, 순무, 무, 배, 오징어, 돼지고기 치즈, 요구르트 등

겨울 ― 검은색 식재료
새우, 굴, 호두, 우엉, 검은깨, 톳, 브로콜리, 소송채 등

117 | 공원에서 간단한 삼림욕을 한다

'부교감신경의 작용을 활발히 한다, 스트레스를 완화한다, 에너지를 회복시킨다, 혈압을 낮춘다.'
이는 모두 삼림욕이 가져다주는 효과입니다.

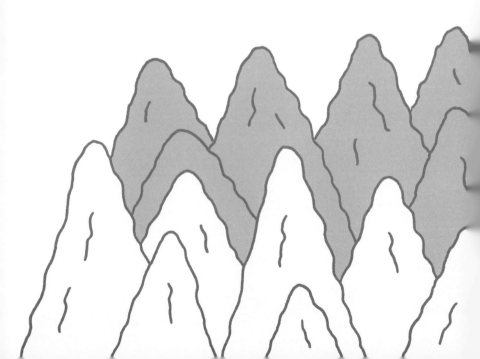

나무에서 뿜어내는 향인 피톤치드°에는 우리의 심신을 편안하게 해주고 기분을 전환해주는 효과가 있습니다.

높은 산이나 깊은 숲까지 갈 수 없을 때는 녹음이 짙은 가까운 공원을 찾아보세요. 그것만으로도 충분히 효과를 얻을 수 있습니다.

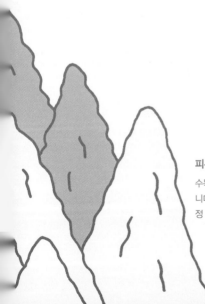

피톤치드
수목 등 식물이 지닌 휘발성 물질로 상처를 입으면 뿜어냅니다. 1930년경 러시아에서 발견되었으며, 향기 성분에 진정 효과가 있습니다.

118 │ 쉬는 날에는
계획을 세우지 않는다

주말에도 사람을 만나거나 뭐든 해야 직성이 풀리고 안심된다는 사람은 자신도 모르게 피로가 쌓이고 있을 가능성이 큽니다.

진심으로 즐기면서 기분 전환을 할 수 있다면 좋겠지만, 사람들과 어울려야 한다거나 그다지 내키지 않는 자리에 참석하다 보면 점점 더 피곤해질 수밖에 없습니다.

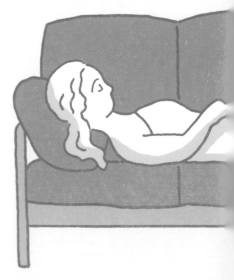

쉬는 날에는 계획을 세우지 마세요. 아침에 일어나서
'오늘은 무엇을 할지' 즉흥적으로 생각해보면 어떨까요?

마음이 가는 대로 느긋하게 하루를 보내는 것입니다.

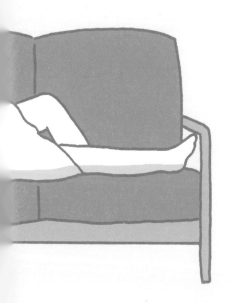

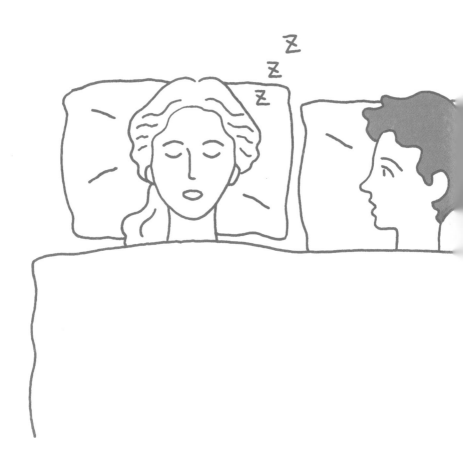

잠을 잘 때 호흡이 멈추는 무호흡증후군(50쪽 참고).

'코를 곤다, 호흡 곤란을 느낀다, 숨이 막힌다, 잠에서 자꾸 깬다.'
자는 동안 이러한 증상이 있나요?
'입안이 건조하다, 자주 잠을 제대로 못 잔 것 같다, 몸이 나른하다.'
아침에 일어났을 때 이런 기분이 드나요?
'졸음이 쏟아진다, 나른하고 피곤하다.'
온종일 이런 기분이 느껴지거나, 증상이 있다면 주의해야 합니다.

배우자가 있다면 자는 동안 숨이 멈추지는 않는지 확인해달라고 부탁합니다.

무호흡증후군이 있으면 여성에게 많은 고혈압 등 생활 습관병의 위험성도 높아집니다. 신경이 쓰인다면 검사를 받아보기를 권합니다.

| 체질에 맞는
한방약을 찾는다

한방에서는 생명의 에너지인 '기', 혈액에 해당하는 '혈', 혈액 이외
의 액체에 해당하는 '수(진액)'라는 세 가지 요소가 몸을 구성한다고
봅니다.

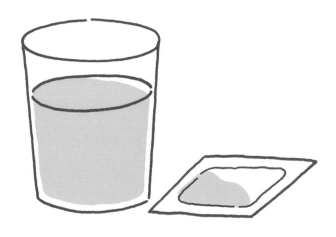

이를 바탕으로 다음 여섯 가지 유형으로 체질을 나눕니다.

- 기氣가 부족하면 '기허'
- 혈血이 부족하면 '혈허'
- 수水가 부족하면 '음허'
- 기의 흐름이 정체되면 '기체'
- 혈의 흐름이 정체되면 '어혈'
- 수의 흐름이 정체되면 '담습'

각 유형에 따라 맞는 음식과 음료가 있고, 처방하는 한방약도 다릅니다. 한방 전문의에게 상담하거나 한방 약국에서 상담을 받아보세요. 자신에게 딱 맞는 한방약을 꾸준히 섭취하는 것도 피로에 강한 몸을 만드는 데 도움이 됩니다.

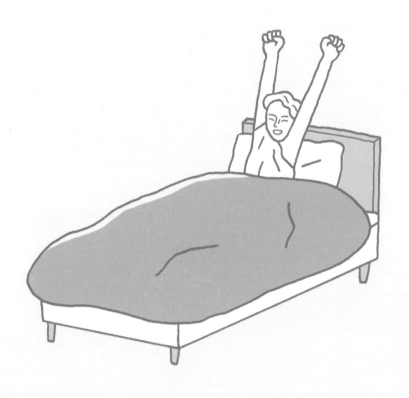

오늘도 힘내자.

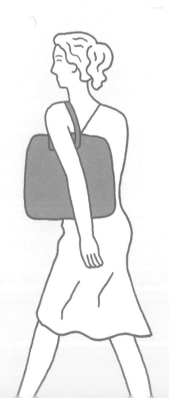

색인

피로 해소 아이디어를 주제별로 분류했습니다.

식생활

환경

참고 문헌

• ウェルネスデザイン研究所, 《おつかれ女子のウェルネス手帳 ココロもカラダも笑顔になれる133の気づき》, 幻冬舎, 2018

• 工藤孝文, 《疲れない大百科》, ワニブックス, 2019

• 松村和夏, 《太らない疲れない老けない 大人女子の食事術》, 主婦の友社, 2018

• 堀田修, 《しつこい不調の原因は〈慢性上咽頭炎〉だった!》, 学研プラス, 2019

• わかさ・夢21編集部, 《1分でグッスリ眠れるハーバード式4-7-8呼吸 完全マスターガイド》, わかさ出版, 2019

• 佐藤松義, 樋田和彦, 《足をもむと病気が治る! 内臓、肌、脳が若返る!》, マキノ出版, 2017

• 小関 勲, 《ひもを巻くだけで体が変わる! 痛みが消える!》, マキノ出版, 2016

• 《カラダの不調すっきり大事典》, 宝島社, 2016